菏泽医学专科学校实验系列教材

病原生物学与免疫学实验指导

（第2版）

主　编　张业霞　张佳伦　李桂霞

副主编　王宗军　张思英　王文国

主　审　李　睿

编　委　（按姓氏拼音排序）

侯翠萍（菏泽市立医院）　　　　王宗军（菏泽医学专科学校）

贾昌亭（菏泽市立医院）　　　　闫德华（菏泽医学专科学校）

李桂霞（菏泽市立医院）　　　　张海燕（菏泽医学专科学校）

李　莉（菏泽医学专科学校）　　张佳伦（菏泽医学专科学校）

李　睿（菏泽医学专科学校）　　张秀华（菏泽市立医院）

任崇伟（菏泽医学专科学校）　　张业霞（菏泽医学专科学校）

台凡银（菏泽医学专科学校）　　赵体灵（菏泽市立医院）

王文国（菏泽市立医院）　　　　朱树国（菏泽市立医院）

U0311252

北京大学医学出版社

BINGYUAN SHENGWUXUE YU MIANYIXUE SHIYAN ZHIDAO

图书在版编目（CIP）数据

病原生物学与免疫学实验指导/张业霞，张佳伦，
李桂霞主编. —2版. —北京：北京大学医学出版社，
2016.12（2021.8重印）

菏泽医学专科学校实验系列教材

ISBN 978-7-5659-1440-9

Ⅰ. ①病… Ⅱ. ①张…②张…③李… Ⅲ. ①病原微
生物－实验－医学院校－教学参考资料②免疫学－实验－
医学院校－教学参考资料 Ⅳ. ①R37-33②R392-33

中国版本图书馆 CIP 数据核字（2016）第 184679 号

病原生物学与免疫学实验指导（第 2 版）

主　　编：张业霞　张佳伦　李桂霞
出版发行：北京大学医学出版社
地　　址：(100191) 北京市海淀区学院路 38 号　北京大学医学部院内
电　　话：发行部 010－82802230；图书邮购 010－82802495
网　　址：http：//www.pumpress.com.cn
E－mail：booksale@bjmu.edu.cn
印　　刷：北京瑞达方舟印务有限公司
经　　销：新华书店
责任编辑：韩忠刚　王孟通　　责任校对：金彤文　　责任印制：李　啸
开　　本：787 mm×1092 mm　1/16　印张：8.75　字数：214 千字
版　　次：2016 年 12 月第 2 版　2021 年 8 月第 4 次印刷
书　　号：ISBN 978-7-5659-1440-9
定　　价：18.00 元

菏泽医学专科学校教材建设委员会

前　言

　　"病原生物学与免疫学"是临床医学、护理学等医学专业一门重要的基础课程，是基础医学与临床医学联系的纽带。随着新型检验方法和技术的不断涌现，对实验教材也提出了新的要求。本实验指导具有鲜明的高等职业教育特色，其主要根据高职高专临床医学专业职业导向、能力本位的培养目标，依据临床医学专业专科教学大纲的要求，同时兼顾助理执业医师等考证的需要，围绕理论教学内容编写而成。

　　在本实验指导的编写中我们力求基本理论与基本实践技术操作的有机结合，遵循学生循序渐进的认知特点和学习规律对全书内容进行科学、合理的调整，同时邀请临床一线专家参与进来，共同商定实验内容。结合目前临床实际需要，删除了部分陈旧淘汰的实验项目，补充了临床免疫学诊断的新方法、新技术，力求反映一些实验内容的最新趋势，同时兼顾全面、系统的知识体系，真正实现了院校合作，促进学生职业能力的培养。

　　各实验项目包括实验目的、原理、材料、方法步骤、注意事项等，方便学生学习和实际应用。实验目的使教学重点更加突出，实验方法步骤叙述简明扼要、条理清楚、结构完整，思考题对知识点进行了归纳梳理，使学生通过实验过程及结果分析，加深对内容的理解和掌握，获得更深层次的知识。同时进一步培养学生发现问题、分析问题和解决问题的能力及严谨的科学态度，为学生的可持续发展奠定良好的基础。

　　本实验指导作为临床医学专业"病原生物学与免疫学"课程的实训教材，既可供全国高职高专医学专科学校临床医学专业师生学习使用，也可作为相关医学专业的教科书，亦是临床检验人员、临床实习人员、进修人员、卫生防疫人员必要的专业参考书。

　　在本实验指导的编写中，各位作者本着对学生负责的态度，认真、仔细地编写每一节实验内容，付出了辛勤的劳动。但由于水平有限，缺点和错误在所难免，恳请广大师生和读者提出宝贵意见。

编　委

2016 年 6 月

目　录

第三部分　病毒学实验

第四部分　人体寄生虫学实验

绪　论

一、病原生物学和免疫学实验目的要求

实验室是供学生进行实验的重要场所。在实验室内，学生通过实验观察和技术操作，使学生进一步理解、巩固和掌握理论课内容，掌握病原生物的检验、鉴定等基本技术及其免疫学检验技术，为今后的临床实践及科研工作打下坚实的基础。

为达到上述实验目的，要求学生做到以下几点：

1. 实验前应做好预习，明确每次实验的目的、内容、理论依据，尽量避免或减少错误发生。

2. 认真听取指导老师的课前讲解、示教，观摩实验课中形象、多媒体等电化教材。

3. 在实验中要按实验指导认真操作，独立思考，仔细观察并做好记录。有关基本技能的训练，要按照操作程序反复练习，以达到一定的熟练程度。

4. 在病原生物学的实验中，尤其是在微生物学的实验过程中，学生应建立无菌概念，掌握无菌操作技术。

5. 实验报告要强调科学性，实事求是地记录、绘制。如实验结果与理论不符，应认真分析和探讨其原因，培养自己的分析能力和解决问题的能力，不断提高实验质量。

二、实验室规则

病原生物包括微生物和寄生虫两个部分。根据这种特有的实验对象，尤其是对其中的病原微生物，任何疏忽都会导致严重的后果。不仅自身有可能招致感染，且有可能导致环境污染，并将病原生物传给他人。因此必须严格贯彻"无菌概念"，必须遵守病原生物学实验室规则：

1. 进入实验室前必须穿好白大衣，离开实验室脱下反折，白大衣应经常清洗消毒。

2. 书包、衣物等物品勿带入实验室。必要的文具、实验用具、笔记等物带入后，应放在指定位置。

3. 在实验室不做与实验无关的事情。不能高声呼叫、谈笑、喧哗或随意走动，禁止随地吐痰，并严禁饮食、吸烟，保证实验室的良好秩序。

4. 注意安全、保护环境。使用危险品或具有感染性的病原体时，应严格按照操作规程进行。严禁随意丢弃具有感染性的病原体、感染性材料、培养物、污染物、动物尸体及排泄物。正确使用各种消毒容器。

5. 必须小心避免有菌材料的溅出，若不慎污染了工作台、手、眼、衣物和地面等处，应立即报告老师，以便及时作出适当处理。

6. 注意节约，爱护设备和仪器，如不慎损坏了实验仪器或实验标本，应及时报告指导老师，按照学校规定处理。

7. 每次实验后均应用肥皂洗手，必要时用消毒液泡手，如实验中使用了致病性较强的微生物，则需用消毒液擦洗工作台面，并用紫外线灯照射。

8. 实验完毕后，清理台面、检查标本、器材，并按原位放好或送还标本室；将需培养的标本及时放入培养箱。值日生应做好实验室清洁，关好门、窗、水、电后方可离开。

三、实验室意外的紧急处理

在实验的过程中，要严防事故的发生，如发生意外伤害事故，应及时报告，并采取一些紧急处理，办法如下：

1. 皮肤伤害　先除去异物，用蒸馏水或生理盐水洗净后，涂 2% 红汞或 2% 碘酊。

2. 烧伤　局部涂凡士林、5% 鞣酸或 2% 苦味酸。

3. 化学药品腐蚀伤

（1）强酸：先用大量清水冲洗，再用 5% 碳酸氢钠溶液洗涤中和。

（2）强碱：先用大量清水清洗，再用 5% 醋酸或 5% 硼酸溶液中和。若受伤部位是眼部，经上述步骤处理后，再用橄榄油或液状石蜡 1~2 滴滴眼。

4. 菌液误入口中　立即将菌液吐入消毒容器内，并用 1：10000 高锰酸钾溶液或 3% 过氧化氢水漱口，并根据菌种不同，服用抗菌药物预防感染。

5. 菌液污染桌面　将适量的 2%~3% 甲酚皂溶液或 0.1% 苯扎氯铵倒在污染处，浸泡 30min 抹去。若手上沾有活菌，亦应浸泡上述消毒液 3min 后，然后用肥皂和清水洗净。

6. 火警　如发生火警时须沉着、冷静处理，切勿慌张，应立即关闭电闸或煤气阀门。如乙醇、乙醚、汽油等有机溶液起火，切忌用水扑救，可用沙土等物扑灭。

第一部分
医学免疫学实验

实验一 抗原与免疫血清的制备

【目的】

1. 了解抗原与免疫血清的制备程序。

2. 通过试验进一步理解什么是抗原和抗体。

【内容】

一、常用抗原的制备

1. 细菌悬液的制备 细菌悬液可作诊断试剂，如肥达反应中的诊断菌液。也可用来免疫动物制备诊断血清，如沙门菌 A-F 多价血清、志贺菌诊断血清等。细菌悬液制备程序大致如下：

选择标准菌种→细菌培养→刮取菌苔→用无菌生理盐水洗涤→革兰氏染色镜检，验证无杂菌→无菌生理盐水稀释至适当浓度→加温处理细菌→检查合格→分装、保存备用。

制备各种细菌悬液，常需按不同要求将细菌配制成不同的浓度。应用稀释菌液与标准比浊管比浊的方法，可判断每毫升菌液中所含细菌数量。现介绍经典的麦克法兰（Mc Farland）标准比浊法（表1-1-1）。

表1-1-1 Mc Farland 标准比浊管的组成其相当的菌数表（系指中等大小细菌）

管号	1	2	3	4	5	6	7	8	9	10
1%氯化钡溶液（ml）	0.1	0.2	0.3	0.4	0.5	0.6	0.7	0.8	0.9	1.0
1%硫酸溶液（ml）	9.9	9.8	9.7	9.6	9.5	9.4	9.3	9.2	9.1	9.0
相当菌数（亿/ml）	3	6	9	12	15	18	21	24	27	30

（1）按表1-1-1制备一套标准比浊管：正确混合不同量的1%硫酸（化学纯）溶液和1%氯化钡（化学纯）溶液于一系列色泽口径一致的试管中。用经酸碱处理的橡胶塞塞紧管口，用石蜡密封。置试管架上，保存于暗处。

（2）取0.5ml待测细菌盐水悬液（去除粗渣），用9.5ml生理盐水稀释，与标准比浊管比较。所得标准管的细菌浓度乘以稀释倍数，即为该菌液所含细菌的近似值。

（3）这套标准比浊管，只适用于测定细菌在盐水悬液中的浓度。如要测定肉汤悬液的细菌浓度，则须用肉汤配制无菌的硫酸和氯化钡混合液。

2. 红细胞悬液的制备 红细胞悬液可作为抗原免疫动物制备溶血素；在一些血清学试验中也常用到红细胞悬液，如CH50测定、抗"O"试验等。

制备红细胞悬液的程序一般是：用生理盐水洗涤红细胞，除去其表面的附着物，然后配成所需要的浓度。洗涤红细胞的方法是：先将抗凝血以2000r/min离心5min，吸去血浆层。在管中加2～3倍的生理盐水，用毛细滴管轻轻地反复吹吸混匀，再以2000r/min离心5min，弃上清液，如此反复3次。最后一次可适当延长离心时间至10min。这样压积后的红细胞，上清液透明无色。弃上清液后，用压积红细胞配成实验要求所需的浓度备用。红细胞洗涤次数不宜太多，以 3 次为宜，否则红细胞脆性增加，影响试验结果。若是用于制备溶血素的红细胞，应无菌操作。

二、常用免疫血清的制备

1. 兔抗羊免疫血清的制备。

【材料】

家兔、绵羊血清、无菌生理盐水、注射器及针头、无菌试管及吸管等。

【方法】

（1）用无菌注射器从绵羊颈静脉采血并分离血清。

（2）选择体重为 2～3kg 的健康雄性家兔，按表 1-1-2 剂量和程序进行免疫：

表 1-1-2　兔抗羊免疫血清的制备

日　期	抗原及剂量	免疫途径
第 1 天	羊血清 1ml	耳静脉
第 3 天	羊血清 2ml	耳静脉
第 5 天	羊血清 3ml	耳静脉
第 7 天	羊血清 3ml	耳静脉
第 9 天	羊血清 3ml	耳静脉

（3）末次注射 7 天后，由耳静脉采血并分离血清，滴定效价在 1：500 以上即可心脏无菌采血并分离血清置冰箱备用。

2. 抗菌血清的制备

【原理】

用抗原免疫动物可刺激其 B 细胞分化增殖为浆细胞，进而分泌特异性抗体，这种含有特异性抗体的血清即为免疫血清。

【材料】

家兔、乙型副伤寒杆菌、琼脂斜面培养基、0.3％甲醛盐水、无菌生理盐水、无菌注射器及针头、试管等。

【方法】

（1）将生物学性状典型的肖氏沙门菌接种于琼脂斜面培养基上，置 37℃ 恒温箱中培养 16～18h 后，用 0.3％甲醛盐水将菌苔洗下，制成浓悬液，再置 37℃ 恒温箱中 24h 以杀菌；

（2）上述菌液进行无菌试验后用无菌生理盐水稀释至浓度为 9 亿/ml；

（3）选择体重为 2～4kg 的健康雄性家兔，用上述菌液按表 1-1-3 剂量和程序进行耳静脉注射免疫。

表 1-1-3　抗菌血清的制备程序

日期（天）	1	5	10	15
剂量（ml）	0.25	0.5	1.0	2.0

（4）末次注射后4~6天，耳静脉采血1ml分离血清，用上述菌液作试管凝集试验，确定抗菌血清的效价，一般凝集效价在1：2000以上即可放血，分离血清后分装保存。

3. 免疫球蛋白的分离提取与纯化　盐析法（salt fractionation）。

【原理】

蛋白质在不同浓度的盐溶液中相对溶解度不同。血清γ球蛋白在一定浓度盐溶液中易于沉淀，而白蛋白则不易沉淀，据此可将二者分离。

【材料】

硫酸铵，正常人血清，28％氨水，生理盐水。

【方法】

（1）配制饱和硫酸铵溶液：取500ml蒸馏水，加热至70~80℃，将400g硫酸铵溶于水中，搅拌20min，冷却。硫酸铵结晶沉于瓶底，上清即饱和硫酸铵。用28％氨水调节pH为7.0。

（2）用5％饱和硫酸铵提取血清中β、γ球蛋白：方法是1份血清加1份生理盐水加2份饱和硫酸铵，混匀后静置30min，离心10000r/min，10min，将上清液（含白蛋白）去掉，取沉淀物（含β、γ球蛋白），溶于少量生理盐水中。

（3）用33％饱和硫酸铵提取γ球蛋白：方法是将上述提取物2份加1份饱和硫酸铵，其余操作同上。

（4）将提取物再用饱和硫酸铵提取2次。

（5）将提取物装入透析袋，在生理盐水中透析，也可用Sephadex-G50凝胶过滤，以除去其中所含的硫酸铵。

【注意事项】

饱和硫酸铵必须逐滴加入，边加边搅拌，以防止形成团块或降低沉淀的特异性。

【结果】

经盐析法提取的蛋白质为粗提的免疫球蛋白，若要获得纯化的免疫球蛋白，必须经凝胶过滤或离子交换层析提纯。

【思考题】

1. 通过本试验你能否加深对抗原抗体概念的理解？

2. 以上试验在医学上有何用途？

（王宗军）

实验二　凝集反应

凝集反应是一种血清学反应。细菌、螺旋体和红细胞等颗粒性抗原或表面覆盖了抗原（或抗体）的颗粒状物资（如聚苯乙烯乳胶颗粒、明胶颗粒等）与相应抗体（或抗原）特异性结合后，在有电解质存在的条件下，经过一定时间，出现肉眼可见的凝集小块。参与凝集反应的抗原称为凝集原，抗体称为凝集素。凝集反应由于操作简便而广泛用于细菌鉴定、ABO 血型鉴定、颗粒性抗原免疫后抗体效价检测等方面。根据参与反应的抗原性质、试验方法、检测对象的不同，凝集反应可分为直接凝集反应、间接凝集反应等类型。

一、直接凝集试验

直接凝集试验是颗粒状抗原（如细菌、红细胞等）与相应抗体直接结合所出现的凝集现象。分为玻片法和试管法。玻片法是一种定性试验方法。可用已知抗体来检测未知抗原。若鉴定新分离的菌种时，可取已知抗体滴加在玻片上，将待检菌液 1 滴与其混匀。数分种后，如出现肉眼可见的凝集现象，为阳性反应。该法简便快速，除鉴定菌种外，尚可用于菌种分型、测定人类红细胞的 ABO 血型等。试管法是一种定量试验的经典方法。可用已知抗原来检测受检血清中有无某抗体及抗体的含量。用来协助临床诊断或供流行病学调查研究。

【目的】

1. 通过细菌与其相应抗体的反应，掌握玻片法和试管法凝集试验的原理。

2. 熟悉凝集试验的方法和临床意义。

【原理】

颗粒状抗原与相应抗体在适当的条件下相混合，直接出现可见的凝集小块，叫凝集反应。

【内容】

（一）玻片凝集试验

1. 菌种鉴定试验

【材料】

任一常见细菌的平板或斜面培养物、与细菌对应的诊断血清（可用生理盐水做适当稀释以免发生前带现象）、生理盐水、玻片、接种环等。

【方法】

（1）于洁净玻片的一端加生理盐水一滴，另一端加诊断血清一滴。

（2）用接种环挑取待检细菌分别涂于生理盐水和待检血清中，充分混匀。

（3）室温下静置数分钟观察结果。

【结果】

生理盐水对照应不发生凝集，为均匀浑浊的乳状液。在诊断血清中，细菌与相应抗体反应则出现肉眼可见的凝集块，为阳性结果。如与对照相同则为阴性。

本方法为定性试验，敏感性较低。但操作简便，反应迅速，目前仍然是细菌菌种鉴定和 ABO 血型鉴定的常规实验。

2. 血型鉴定试验

【材料】

血型测定试剂盒（抗 A 诊断试剂，抗 B 诊断试剂），一次性采血针，75％乙醇，棉棒，玻片，牙签

【方法】

（1）取一洁净玻片，两端分别标记 A、B。

（2）选择待检者某一手指进行消毒，用一次性采血针于手指末端采血，在玻片 A、B 两端各滴加一滴。

（3）A 端加抗 A 诊断试剂一滴，B 端加抗 B 诊断试剂一滴，两端分别用牙签搅拌。

（4）观察结果。

【结果】＋表示凝集，－表示不凝集。见表 1－2－1。

表 1－2－1 血型测定结果

A 端	B 端	血型
＋	－	A
－	＋	B
＋	＋	AB
		O

【注意事项】

1. 每一待检菌均需做生理盐水对照，当细菌发生（S－R）变异时，可发生自凝。对照发生凝集，试验结果无效。

2. 在玻片两端涂布细菌时，注意一定要先在生理盐水中涂，后在诊断血清中涂，以免将血清误带入盐水中。

3. 试验后的细菌仍有传染性，应将玻片放入消毒缸内。

4. 做 ABO 血型鉴定时，室温过低（低于10℃）可出现冷凝集，造成假阳性结果。

（二）试管凝集试验（见肥达试验的内容）

二、间接凝集试验

间接凝集试验是将可溶性抗原（或抗体）先吸附于一种与免疫无关的、一定大小的颗粒状载体的表面，然后与相应抗体（或抗原）作用。在有电介质存在的适宜条件下，即可发生凝集，称为间接凝集反应。可用作载体的有红细胞、聚苯乙烯胶乳颗粒、明胶颗粒等。若所用载体为红细胞，称为间接血凝试验；若载体为胶乳颗粒，则称为间接胶乳凝集试验。根据致敏载体的方式，间接凝集试验可分为（正向）间接凝集试验（用吸附抗原的载体颗粒检测未知抗体）、反向间接凝集试验（用吸附抗体的载体颗粒检测未知抗原）等。由于载体颗粒增大了可溶性抗原的反应面积，当颗粒上的抗原与微量抗体结合后，就足以出现肉眼可见的反应，敏感性比直接凝集反应高得多。

（一）类风湿因子（RF）的检测

【目的】

掌握间接血凝试验的原理及类风湿因子的检测方法，熟悉其方法及临床意义。

【原理】

类风湿因子（RF）是一种抗变性 IgG 的自身抗体，具有与人或动物变性 IgG 结合的特点。将处理过的人 IgG 与聚苯乙烯胶乳颗粒结合成致敏颗粒，当待测血清中含有 RF 时，则与致敏颗粒上变性的 IgG 发生反应，出现凝集现象（图 1-2-1）。

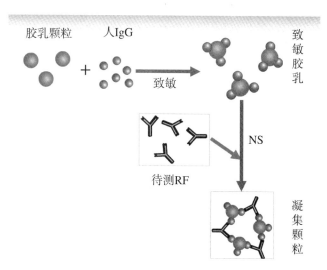

图 1-2-1　类风湿因子检测原理

【材料】

人 IgG 致敏胶乳试剂（市售类风湿因子检测试剂）、类风湿因子阳性血清和阴性血清、待测血清、黑色方格反应板、毛细滴管、试管、试管架、吸耳球、恒温水浴箱等。

【方法】

1. 待测血清、阳性血清、阴性血清分别用生理盐水做 1：20 稀释，备用。

2. 在黑色方格反应板上取 3 个格，做好标记，用毛细滴管分别滴加稀释待测血清、阳性血清、阴性血清各 1 滴（约 $50\mu l$），然后每格加入人 IgG 致敏胶乳试剂 1 滴（约 $50\mu l$）。

3. 连续轻轻摇动反应板，2～3 分钟后观察结果。

【结果】

若胶乳颗粒凝集且液体澄清者为阳性反应；胶乳颗粒不凝集仍保持均匀胶乳状者为阴性反应。

【临床意义】

1. 75%～85%的类风湿性关节炎患者血清中可检出 RF，RF 的血清含量与疾病严重程度相关。

2. 干燥综合征、SLE、进行性系统硬化症患者血清常可检出 RF。RF 偶可见于结节性多动脉炎、冷球蛋白血症及亚急性感染性心内膜炎患者。

3. 某些正常人、尤其是年龄较大者的血清也可检出 RF，阳性率 2%～5%。

【注意事项】

1. 加试剂和阴、阳性对照，保证液滴大小一致。

2. 若阴阳性对照结果出现异常，则结果无效。

3. 胶乳试剂及阴阳对照应贮存于 4℃ 条件下，勿冷冻，使用前恢复至室温，并且摇匀。

4. 该法只能检出血清中的 IgM 型 RF。

本法快速、敏感、简便，而且是定量试验。间接凝集试验在临床检验中应用广泛，主要用于检测抗病原生物的抗体，例如抗脑膜炎奈瑟菌、沙门菌、志贺菌、结核分枝杆菌、肝炎病毒、流感病毒、血吸虫等病原体的抗体；也可用于检测自身抗体。

（二）抗链球菌溶血素"O"（ASO）的检测

【目的】

1. 掌握胶乳凝集试验检测 ASO 的实验原理、方法、操作步骤、结果观察。

2. 熟悉 ASO 检测的临床意义。

【原理】

将链球菌溶血素"O"（streptolysin O，SLO）吸附在聚苯乙烯胶乳颗粒表面制成胶乳试剂，与待测血清混合，若待测血清中有抗链球菌溶血素"O"（ASO），即可出现肉眼可见的凝集现象。

【材料】

ASO 胶乳试剂，阴性对照、阳性对照血清、待测血清、微量加样器、Tip 头、牙签、黑格反应板、废物杯、84 消毒液等。

【方法】

1. 取洁净黑格反应板 1 块。

2. 在反应板对应格中分别加待测血清 20μl，阴性对照血清、阳性对照血清各 1 滴。

3. 加 ASO 胶乳试剂 1 滴于上述各格中，牙签混匀，轻轻摇动反应板，2～3min 后观察结果。

【结果】

1. 结果判断方法

（1）先观察阳性对照和阴性对照，阳性对照格应出现凝集的胶乳颗粒，阴性对照格无凝集，仍保持均匀胶乳状。

（2）待测血清格内若出现胶乳颗粒凝集且液体澄清者为阳性，胶乳颗粒不凝集，仍保持均匀胶乳状为阴性。

2. 结果报告 有凝集报 ASO：阳性；无凝集报 ASO：阴性。

【临床意义】

SLO 抗原性强，85%～90% 的化脓性链球菌感染者，在感染后 2～3 周至病愈后数月到 1 年内可检出 ASO，风湿热患者血清中 ASO 显著增高。

【注意事项】

1. 加试剂和阴、阳性对照，保证液滴大小一致。

2. 若阴阳性对照结果出现异常，则结果无效。

3. 标本溶血、高脂血症、高胆红素血症、被细菌污染，都会影响本试验的结果。

4. 胶乳试剂不能冻结，置 4℃ 条件下可保存 1 年。

5. 胶乳试剂在使用前，应在室温环境中放置 30min 以上，并且混匀。

【思考题】

1. 何谓间接凝集试验？

2. 如何正确操作间接凝集试验？

三、间接凝集抑制试验

间接凝集抑制试验是利用已知抗原致敏的颗粒与待测标本中可溶性抗原（包括半抗原）竞争有限抗体的经典血清学方法。检测时先将抗体试剂与待测标本混合，再加入抗原致敏的载体颗粒，若标本中含有相应抗原，则与抗体试剂结合，阻断了载体颗粒表面的抗原与抗体的结合，故不出现凝集为阳性结果；若标本中没有与抗体试剂相对应的抗原，则抗体试剂与随后加入的致敏载体上的抗原结合而出现凝集。

本试验以检测绒毛膜促性腺激素（HCG）的妊娠免疫诊断试验为例进行胶乳凝集抑制现象的观察。

【目的】

掌握间接凝集抑制试验的原理，熟悉其方法和临床意义。

【原理】

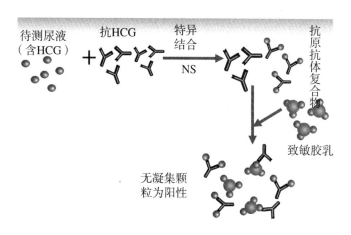

图 1-2-2　间接凝集抑制试验原理

孕妇尿液中含有 HCG，正常人尿中无 HCG。当向孕妇尿中加入一定量抗 HCG 抗体时，尿中 HCG 即与抗 HCG 抗体发生抗原抗体反应，此时，再加入胶乳抗原（吸附有 HCG 的聚苯乙烯胶乳颗粒），因抗体被消耗，故不能发生凝集，即凝集被抑制，为凝集抑制实验为阳性（图 1-2-2）；若尿中无 HCG（非妊娠尿），则加入的抗 HCG 抗体未被结合和消耗，可与随后加入的胶乳抗原发生反应，出现肉眼可见的细小颗粒，即凝集未被抑制，为凝集抑制实验阴性。

【材料】

孕妇尿、人绒毛膜促性腺激素（HCG）、致敏的乳胶颗粒、抗人 HCG 和生理盐水、反应板或玻片、滴管、玻棒或牙签等。

【方法】

1. 所有试剂使用前均先放室温下预温。

2. 在黑色方格反应板上取 3 个格，并分别标上阳性、阴性及待测标本记号。

3. 吸取尿标本一滴置于玻片的中央格，两侧分别加一滴正常人尿或生理盐水（阴性对照）和孕妇尿（阳性对照）。

4. 然后每格加抗 HCG 抗体 1 滴（约 $50\mu l$），轻轻摇动玻片，使其充分混匀，反应

1～2min。

5. 于上述 3 格中各滴加胶乳抗原 1 滴（约 50μl）。

6. 用牙签搅动混匀后，缓慢摇动玻片 2～3min，在较强光线下观察结果。

【结果】

结果判断参见表 1 - 2 - 2，生理盐水对照侧应出现明显凝集颗粒，而加入尿标本的试验侧若亦呈现凝集，表明 HCG 阴性，如仍呈均匀乳白状则为 HCG 阳性。

表 1 - 2 - 2　胶乳妊娠试验

样本	待检尿液		孕妇尿液	正常人尿（或 NS）
现象	凝集	不凝集	不凝集	凝集
结果判定	非妊娠尿	妊娠尿	阳性对照	阴性对照

【注意事项】

1. 待测尿液以晨尿为好，此时 HCG 含量最高，若不及时检测应将标本置冰箱冷藏。冷藏超过 24h 则应置－20℃冻存。在使用前先经 37℃水浴并充分混匀。标本中若含血细胞或较多蛋白质和细菌污染则不宜使用。

2. 所用试剂均应保存于 4℃，切勿冻存，使用前应摇匀。

3. 做间接凝集抑制试验时应注意标本及各诊断试剂加入的先后次序，必须设立阳性和阴性对照。结果观察时可置黑色背景下，亦可倾斜反应板或玻片于液体流动时观察。

4. 若出现非均匀漂浮状白色颗粒，可能系非特异性凝集，此时应将尿液离心后取上清重复试验或重新留尿液检测。

用该法诊断妊娠，既简便、特异性又强，阳性和阴性的符合率高；但敏感性较低，一般在妊娠妇女停经后 40 天左右方可测出 HCG。若在试验中使用抗 HCGβ 亚单位的单克隆抗体，一方面可以减少与其他激素（促黄体生成激素、促卵泡激素等）的交叉反应，同时亦可提高试验的敏感性。近年来，临床上多应用胶体金检测 HCG 做"早早孕"诊断。

【思考题】

1. 凝集抑制试验可用于哪些类别抗原的测定？

2. 在胶乳凝集抑制试验时如何进行质量控制？

（张业霞　闫德华）

实验三　沉淀反应

可溶性抗原与相应抗体结合，在一定条件下，出现肉眼可见的沉淀物质称为沉淀反应（precipitation）。沉淀反应包括环状沉淀试验、絮状沉淀反应和琼脂扩散试验等。最常用的为琼脂扩散试验。

琼脂扩散试验为可溶性抗原与相应抗体在含有电解质的半固体凝胶（琼脂或琼脂糖）中进行的一种沉淀试验。琼脂在实验中只起网架作用，含水量为99%，可溶性抗原与抗体在其间可以自由扩散，若抗原与抗体相对应，比例合适，在相遇处可形成白色沉淀线，是为阳性反应。沉淀线在凝胶中可长时间保持固定位置并可经染色后干燥保存。沉淀线（带）对抗原与抗体具有特异的不可透性，而非特异者则否。所以一个沉淀线（带）即代表一种抗原与抗体的沉淀物，因而本试验可对溶液中不同抗原抗体系统进行分析研究。

一、单向琼脂扩散试验

【目的】

了解单向琼脂扩散试验的方法、结果观察及用途。

【原理】

单向琼脂扩散试验是一种常用的定量检测抗原的方法。将适量抗体与琼脂混匀，浇注成板，凝固后，在板上打孔，孔中加入抗原，抗原就会向孔的四周扩散，边扩散边与琼脂中的抗体结合。一定时间后，在两者比例适当处形成白色沉淀环。沉淀环的直径与抗原的浓度成正比。如事先用不同浓度的标准抗原制成标准曲线，则从曲线中可求出标本中抗原的含量。

本试验主要用于检测标本中各种免疫球蛋白和血清中各种补体成分的含量，敏感性很高。

【材料】

待检人血清、免疫球蛋白工作标准（IgG 含量为 10.10mg/ml）、兔抗人 IgG 抗血清（效价 1：100）、琼脂糖或琼脂粉、生理盐水、叠氮化钠（NaN₃）。

载玻片、微量加样器、打孔器、5ml 吸管、吸球、三角烧瓶、湿盒半对数坐标纸、水浴箱、温箱等 。

【方法】

操作步骤见图 1-3-1。

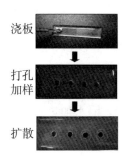

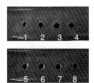

结果判断
第1、2、3、4、5孔—标准蛋白
第6、7孔—待检抗原
第8孔—阴性对照

图 1-3-1　单向琼脂扩散操作示意图

13

1. 制备抗体琼脂凝胶　用生理盐水配置 10～15g/L 琼脂，加 0.01% （0.1g/L） NaN_3，隔水加热煮沸琼脂，置 56℃ 水浴中备用。吸取 99ml 已融化的琼脂于三角烧瓶中，置 56℃ 水浴中保温，将预温的羊抗人 IgG 抗血清 1ml 与琼脂充分混合，继续保温于 56℃ 水浴中备用。

2. 浇板　将清洁干燥的载玻片置于水平台上，用吸管吸取充分混匀的抗体琼脂 4～4.5ml 倾注于玻片上，置室温冷却凝固。要求浇板时要均匀、平整、无气泡、薄厚均匀。

3. 打孔　用打孔器在免疫琼脂板上打孔，孔径 3mm，孔间距为 10～12mm。要求孔径打的圆整光滑，孔缘不能破裂，底部勿与玻片分离。

4. 加样　稀释人免疫球蛋白工作标准品：取冻干人免疫球蛋白工作标准品 1 支加蒸馏水 0.5ml，待完全溶解后，用生理盐水稀释成不同的稀释度。其稀释范围为 1∶5、1∶10、1∶20、1∶40，IgG 相应含量为 2020、1010、505、252mg/L。稀释待检血清：将待检血清用生理盐水做 1∶40 稀释。用微量加样器分别吸取各稀释度的人免疫球蛋白工作标准品 10μl 加入到标准抗原孔，制备标准曲线。再用同样的方法吸取已稀释好的待检血清 10μl 加入到待检血清孔。

5. 将加好样的琼脂凝胶板平放于湿盒中，37℃ 温箱温育 24h，观察结果。如果沉淀环不清晰，可用生理盐水浸泡 2～3h。

【结果】

绘制标准曲线：

以各稀释度工作标准的沉淀环直径为横坐标，相应孔中的 IgG 含量为纵坐标，在半对数纸上按 Fahey 法绘制出标准曲线。

结果判定：

以待测标本孔的沉淀环直径查标准曲线，将查得的 Ig 含量乘以标本的稀释倍数，即待检标本血清中 Ig 的实际含量。

二、双向琼脂扩散试验

【目的】

了解双向琼脂扩散试验的种类、原理、及用途。

【原理】

在琼脂凝胶中，待检人血清 IgG 和兔抗人 IgG 抗血清在不同孔内各自向四周扩散，在比例恰当处形成肉眼可见的白色沉淀线，证明两者发生特异性结合反应。本法可检测抗原或抗体的纯度。

【材料】

健康人血清，用生理盐水做 1∶5～1∶40 系列倍比稀释、兔抗人 IgG 抗血清、10～15g/L 琼脂糖或琼脂粉、载玻片、微量加样器、打孔器、5ml 吸管、吸球、湿盒、水浴箱、温箱等。

【方法】

操作步骤如图 1-3-2。

1. 制备琼脂凝胶　用生理盐水配置 10～15g/L 琼脂，隔水加热煮沸备用。

2. 浇板　将载玻片置于水平台上，用吸管吸取 4～4.5ml 融化的琼脂倾注于玻片上，滴加时注意速度不要过快，要使琼脂盖满整张玻片，使其均匀、饱满、勿溢出并避免产生气泡。

3. 打孔 待琼脂凝固后，将梅花形打孔模板置于琼脂板下，用直径 3mm 的打孔器打孔，使其孔径为 3mm，孔距为 4mm，孔要求圆整光滑，孔缘不能破裂，底部勿与载玻片脱离。

4. 加样 用 10μl 微量加样器分别取抗原、抗体加入孔中。中心孔加入抗体，周围孔分别加入不同稀释度的抗原。

5. 温育 将加好样的琼脂凝胶板平放于湿盒中，37℃温箱温育 24h，观察沉淀线。

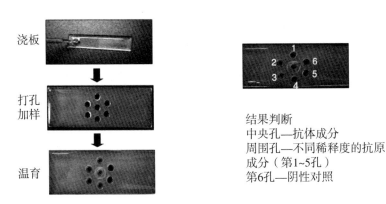

浇板

打孔
加样

温育

结果判断
中央孔—抗体成分
周围孔—不同稀释度的抗原
成分（第1~5孔）
第6孔—阴性对照

图 1 - 3 - 2 双向琼脂扩散操作示意图

【结果】
以出现沉淀线的正常人血清最高稀释度为人血清 IgG 的扩散效价。

三、对流免疫电泳

【目的】
了解对流免疫电泳的试验原理、方法及特点。

【原理】
本试验是把双扩和电泳技术结合起来建立的一种定性方法。溶液中带电的质点如氨基酸、蛋白质等，在电场中向与它带相异电荷的电极移动，这种现象称为电泳。在电场中，液体对固体做相对移动称为电渗。通常琼脂带负电荷，缓冲液相对带正电荷，电渗的方向为由正极向负极移动。一般蛋白质抗原等电点较低、分子量较小、在缓冲液中带较多的负电荷，因此，电泳时，速度较快，能克服电渗作用，从负极向正极移动；而抗体为球蛋白、等电点较高、带负电荷较少，且分子量大，在电场中移动较慢，不足以克服电渗作用，最后表现为由正极向负极移动。抗原和抗体做定向对流，在二者相遇的适当比例处结合，形成沉淀线。

本试验因限制了双扩时抗原抗体的多向自由扩散，从而提高了试验的敏感性，并缩短了反应时间。

【材料】
人血清、兔抗人血清、pH8.6 0.05mol/L 巴比妥缓冲液、用巴比妥缓冲液配置1%琼脂、电泳槽、电泳仪、水浴箱、孔型模板、打孔器、滤纸、纱布条、微量加样器、载玻片、吸管、吸球等。

【方法】
操作步骤如图 1 - 3 - 3。

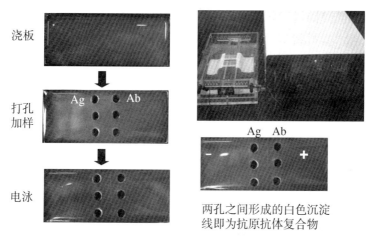

图 1-3-3 对流免疫电泳操作示意图

1. 制备巴比妥琼脂凝胶　取出一清洁载玻片，用 75％乙醇冲洗干净，晾干备用。将 1％巴比妥琼脂融化后，置 56℃水浴中备用。用吸管吸取 4～4.5ml 琼脂溶液滴加于玻片上，室温放置，待凝固后打孔，孔径 3mm，孔距 10mm。

2. 加样　用微量加样器分别吸取抗原 10μl 加入阴极侧孔内，抗体 10μl 加入阳极侧孔内，所加样品切勿外溢。

3. 电泳　将加样完毕的琼脂板置电泳槽的支架上，抗原孔置阴极端，抗体孔置阳极端，电泳槽内加 pH8.6 的 0.05mol/L 巴比妥缓冲液至电泳槽的三分之二处，琼脂板两端分别用盐桥与缓冲液相连。控制端电压为 5～6V/cm 板长（大概 110 伏电压），电泳 30～60min。电泳完毕后，切断电源。

【结果】

在抗原和抗体两孔之间形成的白色沉淀线即为抗原抗体复合物。如果沉淀线不够清晰，于湿盒中 37℃保温数小时，可增强沉淀线的清晰度。

（张业霞　赵体灵）

实验四　补体测定技术

补体是人或某些动物体液中的一组与免疫有关的、并具有酶活性的球蛋白，通常以酶原状态存在，经某些物质如免疫复合物等作用，补体各成分依次活化，进而产生溶细胞等生物学效应。测定补体的溶细胞作用，也是判断机体非特异性免疫功能的重要指标之一。

一、补体溶血试验

【目的】

以补体参与的溶血反应为例，观察补体的溶细胞作用。

【原理】

绵羊红细胞与相应抗体（溶血素）结合形成的免疫复合物，可激活补体，产生溶血现象。

【材料】

2％绵羊红细胞、绵羊溶血素、豚鼠血清、小试管、生理盐水、吸管等。

【方法】

取三支试管，按表 1-4-1 加入各成分。

表 1-4-1　补体溶血试验操作程序（容量单位均为 ml）

试管	2％羊红细胞	羊溶血素	补体	生理盐水
1	0.5	0.5	0.5	0.5
2	0.5	0.5	—	0.5
3	0.5	—	0.5	0.5

将加入相应成分的试管放入 37℃温箱或水浴箱中，30min 后观察结果。

【结果】

1. 试管内溶液变为红色透明为溶血；试管内溶液呈混浊则为不溶血。

2. 第 1 试管因含有抗原、抗体和补体，结果应出现溶血；第 2、3 试管因缺乏补体或抗体，故不出现溶血。

二、补体结合试验

补体结合实验是一种有补体参与，并以绵羊红细胞和溶血素（绵羊红细胞抗体）作为指示系统的血清学反应。本实验敏感性高、特异性强，在临床上可用于某些病毒感染、立克次体病及梅毒的辅助诊断。

【目的】

了解补体结合实验原理、方法及应用。

【原理】

本实验有两个系统、五种成分，即待检系统（已知抗体或抗原和被检抗原或抗体）、指示系统（绵羊红细胞和溶血素）及补体。先使待检系统的抗原和抗体反应，再加入补体，最后加入指示系统成分，作用一定时间后，观察结果。根据补体是否被结合来说明待检系统中的抗原抗体是否对应，而补体是否被结合则可通过指示系统是否溶血来反映。如结果不出现溶血，判为阳性，表示待检系统中的抗体和抗原相对应，两者结合后固定了补体，指示系统无补体结合，故不发生溶血。反之，出现溶血，判为阴性。

【材料】

1. 被检系统　抗体（1∶50 抗鸡卵白蛋白）、抗原（2U/0.25ml 鸡卵白蛋白）。

2. 指示系统　溶血素（2U/0.25ml）、1%绵羊红细胞。

3. 补体　2U/0.5ml。

4. 生理盐水、试管、试管架、吸管、水浴箱等。

【方法】

1. 取 7 支试管，依次编号。

2. 按表 1-4-2 进行操作。

表 1-4-2　补体结合试验操作程序　　（单位：ml）

	1	2	3	4	5	6	7
生理盐水	–	–	–	0.25	0.25	0.5	1.25
抗鸡卵白蛋白	0.25	0.25	0.25	0.25	–	–	–
血清稀释度	1∶50	1∶100	1∶200				
鸡卵白蛋白	0.25	0.25	0.25	–	0.25	–	–
补体	0.5	0.5	0.5	0.5	0.5	0.5	
摇匀，37℃　30～45min							
溶血素	0.25	0.25	0.25	0.25	0.25	0.25	–
绵羊红细胞	0.25	0.25	0.25	0.25	0.25	0.25	0.25
摇匀，37℃　15～30min							

【结果】

观察各管溶血情况，根据溶血程度判定结果。4、5、6 管均溶血，第 7 管不溶血。1、2、3 管为试验管，结果出现不溶血者为阳性。判断阳性的强弱，以 100%不溶血为极强阳性；80%不溶血为强阳性，50%不溶血为阳性。若结果出现完全溶血者则为实验阴性。

【思考题】

1. 如果将补体几种反应成分的顺序颠倒过来，即先加溶血素、羊血球和补体再加抗原、抗体会出现什么结果？

2. 各对照管的设置有何意义？

（闫德华）

实验五　酶免疫标记技术

酶免疫标记技术主要包括免疫组织化学实验和酶联免疫吸附（ELISA）试验。免疫组织化学技术是利用抗原和抗体的特异性免疫反应来定位组织中某种抗原成分分布的一门新技术。已成为肿瘤病理诊断中最重要的辅助手段，很多疑难病理诊断可用免疫组织化学技术辅助确诊。

一、免疫组织化学技术

免疫组织化学检测的主要过程包括：①抗原的提取与纯化；②免疫动物或细胞融合，制备特异性抗体以及抗体的纯化；③将显色剂与抗体结合形成标记抗体；④标本的制备；⑤免疫细胞化学反应以及呈色反应；⑥观察并记录结果。现在许多项目检测都有成品试剂盒供应。

【目的】

1. 了解免疫组织化学技术在微生物学中的应用。

2. 掌握免疫组织化学技术的原理和操作步骤。

【原理】

利用抗原和抗体反应后，加入酶的相应底物，在酶的催化作用下发生水解氧化，生成有色产物的显色反应，以揭示组织切片、细胞涂片上存在的微量抗原，供光学显微镜或电子显微镜观察。

【材料】

宫颈鳞状上皮细胞涂片、p16ink4 单克隆抗体、Elivision plus 免疫组织化学检测试剂盒、95％乙醇、10mM pH 8.0 PBS 液、3％ H_2O_2、1mM EDTA（pH 8.0）液、DAB 显色液、苏木精染液等。

【方法】

1. 固定　涂片在 95％ 乙醇固定 30min，然后用 10 mM pH 8.0 PBS（phosphate buffer saline）洗 3 次，每次 3min。

2. 封闭内源性过氧化物酶活性　涂片经 3％ H_2O_2 室温浸泡 10min，以阻滞内源性过氧化物酶活性。然后 PBS 洗 3 次，每次 3 min。

3. 抗原修复　用 1mM EDTA（pH 8.0）微沸 30 min 进行抗原修复，PBS 洗 3 次，每次 3 min。

4. 滴加 p16ink4 单克隆抗体，于 4℃ 保湿过夜，然后 PBS 洗 3 次，每次 5 min。

5. 滴加辣根过氧化物酶标记抗体（Elivision plus 免疫组织化学检测试剂盒），室温孵育 30 min，然后 PBS 洗 3 次，每次 5 min。

6. 加 DAB（3、3-二氨基联苯胺、Tirs 缓冲液，0.005％ H_2O_2）显色并置于显微镜下观察，染色充分时，用蒸馏水冲洗。

7. 最后用苏木精染液衬染背景细胞核。

【结果】

p16ink4 抗原在宫颈上皮细胞的胞质和胞核中表达，因此宫颈上皮细胞的胞质和胞核染为棕黄色，为阳性结果。

二、酶联免疫吸附试验（ELISA）

ELISA 是一种用酶标记抗原或抗体，在固相反应板上进行抗原抗体反应，通过酶催化底物显色，测定抗原或抗体的方法。该法将抗原抗体反应的特异性与酶促反应的高效性和显色性有机地结合起来，具有特异、敏感、简便、易于观察结果，以及一次可测定多个标本等优点。常用于检测体液中的微量抗原和抗体。

ELISA 的类型很多，主要有间接法、双抗体夹心法、竞争法等。本实验以双抗体夹心法检测乙型肝炎表面抗原（HBsAg）为例。

【目的】

了解酶联免疫吸附试验的原理、方法、结果判定及应用。

【原理】

抗原或抗体吸附到固相载体表面，仍保持其免疫活性；抗原或抗体与酶联结制成的酶标记抗原和酶标记抗体仍保持其免疫活性和酶活性；将已知抗体吸附于固相载体表面，加入待检标本，使标本中的抗原与固相载体上的相应抗体结合，再加入酶标记抗体，形成已知抗体-标本中抗原-酶标记抗体复合物。最后加入酶的底物。结合在复合物上的酶与相应底物反应形成有色的产物。可根据颜色深浅程度定量抗原。

【材料】

96 孔聚苯乙烯凹孔板、pH9.6，0.05M 磷酸缓冲液、乙型肝炎表面抗原免疫血清（抗HBs）、酶标记抗 HBs 抗体、HBsAg 阳性对照血清、待检样品、0.05％吐温- 20 磷酸缓冲液、邻苯二胺溶液、2M 硫酸溶液、生理盐水、微量移液器等。

【方法】

1. 用抗 HBs 包被微量反应板　将 0.2ml 抗 HBs 加入 10ml 包被缓冲液，按每孔 0.1ml 包被 96 孔微量反应板，4℃过夜。

2. 洗板　倒掉微量反应板孔中的液体，用洗涤液注满孔，放置 3 min 后弃去，如此反复清洗 3 次，最后在滤纸或纱布上将孔中剩余液体拍净。

3. 加待检样品　每板设一个阳性对照和一个阴性对照。阳性对照孔加 HBsAg 阳性血清，阴性对照孔加生理盐水，其余各孔均加待检样品。每孔 0.1ml。37℃ 温箱，作用 30min。

4. 洗板　操作同前。

5. 加酶标记抗 HBs　将酶标记抗 HBs 0.2ml，加入 0.05％吐温- 20 磷酸缓冲液 8ml，混匀，每孔 0.1ml，37℃ 温箱，作用 30min。

6. 洗板　操作同前。

7. 加底物　每孔加入邻苯二胺底物溶液 0.1ml，37℃ 作用 10 min。

8. 终止反应　每孔加入 2M 硫酸 0.1ml，终止酶反应。

9. 观察显色情况或测定 490nm 的 OD 值。

【结果】

肉眼观察，阳性对照孔应呈现棕黄色；阴性对照孔无色。反应孔若出现棕黄色为阳性结果；反之为阴性。也可用酶标仪进行测量，打印 OD 值或阴阳性结果。

注：目前在许多商品试剂盒中，96 孔专用酶标反应板已经包被，可直接使用，且方便

酶标仪进行测量。

【思考题】

1. 免疫组织化学的操作过程中，抗原修复的目的是什么？
2. ELISA 操作过程中应注意哪些事项？

（张佳伦）

实验六　免疫荧光技术

将抗体标记上荧光色素制成荧光抗体，使其与标本中的组织或细胞相互作用，洗去游离的荧光抗体后，置荧光显微镜下观察。标本中有明显荧光现象就证明了相应抗原的存在。根据标记物和反应程序的不同进行分类。

一、直接法

【原理】

将荧光素标记在特异性抗体上，直接与相应抗原起反应（图1-6-1），根据荧光有无来检测抗原。

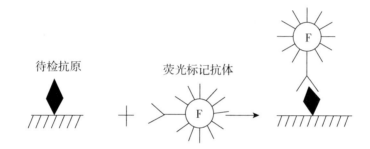

待检抗原　　　　荧光标记抗体

图1-6-1　直接法荧光染色示意图

【方法】

1. 常规制备细菌涂片。

2. 将荧光素标记的相应抗体加于细菌涂片上，置温盒内于37℃，温育30min。

3. 用PBS冲洗玻片2～3次，除掉未结合抗原的游离荧光素标记抗体，冷风吹干或晾干。

4. 用荧光显微镜在1h内观察。

方法评价

优点是方法简便、特异性高、非特异性荧光染色因素少；缺点是敏感度偏低，而且检查每一抗原就需要制备一种特异荧光抗体。此法常用于细菌、病毒等病原微生物的快速检测和肾活检、皮肤活检的免疫病理检查。

【结果】荧光显微镜下观察荧光的部位及强度。

－：无荧光

±：极弱的可疑荧光

＋：荧光较弱，但清晰可见

＋＋：荧光明亮

＋＋＋～＋＋＋＋：荧光闪亮

【注意事项】

1. 标记抗体的效价需事先进行滴定，若不做效价滴定，可用蛋白质含量为1mg/ml的标记抗体。

2. 染片时的温度、时间及浸泡液的pH值对荧光强度会有影响，应固定染片时间、温度及浸泡液的pH值，以减少非特异性荧光。

3. 用FITC标记抗体时，可用pH8.6的等渗巴比妥缓冲液1份加甘油9份封片，以提高荧光强度。

二、间接法

【原理】

将荧光色素标记抗体，待基质标本中的抗原与相应抗体（第一抗体）反应，再用荧光标记抗体（第二抗体）结合第一抗体，呈现荧光现象（图1-6-2）。此法可以测抗原，也可以测抗体。

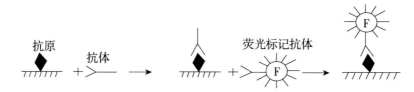

图1-6-2 间接法荧光染色示意图

【方法】

1. 将已知抗体加到未知抗原标本上，或将未知抗体加到已知抗原标本上，孵育一定时间，使抗体抗原充分结合。洗涤，洗去未结合的抗体。

2. 加标记抗免疫球蛋白，使第一抗体和荧光标记第二抗体充分结合，洗涤，洗去未结合的荧光标记抗体。

3. 荧光显微镜观察。

【方法评价】

1. 优点 ①比直接法敏感性高；②制备一种荧光抗体可用来检查多种抗原；③既可用于检测抗原，又用于检测抗体。

2. 缺点 参与因素多，易出现非特异性荧光，另外试验方法较麻烦，需要对照多，操作时间也较长，目前临床上常用本法进行各种自身抗体的检测。

【注意事项】

1. 标记抗体的效价需事先进行滴定，若不做效价滴定，可用蛋白质含量为1mg/ml的标记抗体。

2. 染片时的温度、时间及浸泡液的pH值对荧光强度会有影响，应固定染片时间、温度及浸泡液的pH值，以减少非特异性荧光。

3. 用FITC标记抗体时，可用pH8.6的等渗巴比妥缓冲液1份加甘油9份封片以提高荧光强度。

【思考题】

常见的免疫荧光技术有哪些类型？操作中应注意什么？

（台凡银）

实验七 免疫胶体金斑点试验

【基本原理】

氯金酸（$HAuCl_4$）在还原剂作用下，可聚合成一定大小的金颗粒，形成带负电的疏水胶溶液。由于静电作用而成为稳定的胶体状态，故称胶体金。免疫金标记，实质上是蛋白质等高分子被吸附到胶体金颗粒表面的包被过程。吸附机理可能是胶体金颗粒表面负电荷，与蛋白质的正电荷基团因静电吸附而形成牢固结合。金颗粒具有较高电子密度，当这些金标抗体在相应的配体处大量聚集时，肉眼可见红色或粉红色斑点，因而用于定性或半定量的快速免疫检测方法中。目前在医学检验中的应用主要是免疫层析法和快速免疫金渗滤法，用于检测 HBsAg、HCG、抗精子抗体和抗双链 DNA 抗体等，具有简单、快速、准确和无污染等优点。

一、斑点金免疫渗滤试验

斑点金免疫渗滤试验（dot immunogold filtration assay DIGFA）又称滴金免疫测定法，简称"滴金法"。因其最大的特点是简便、快速，故称为快速斑点免疫结合试验。本次实验以双抗体夹心法测定尿中 HCG 为例，简述其原理、方法和应用。

【目的】

了解斑点金免疫渗滤试验的原理、方法和应用。

【原理】

选取两种抗 HCG 不同决定簇的单克隆抗体，其中抗 α-HCG 抗体用胶体金标记，制备成抗 HCG 免疫金复合物；另一种抗 β-HCG 抗体吸附硝酸纤维素（NC）膜表面形成斑点。当滴加在膜上的标本液渗滤过 NC 膜时，标本中所含 HCG 被膜上抗 HCG 抗体所捕获，其余无关蛋白等滤出 NC 膜片。其后加入的抗 HCG 免疫金复合物也在渗滤中与已结合在膜上的 HCG 结合。胶体金聚集在膜中央显示红色斑点，斑点颜色的深浅与标本中 HCG 量呈正相关。

【试剂与器材】

1. 标本 待检尿。

2. 试剂盒 包括抗原参照标准液（HCG50mU/ml），抗 HCG 免疫金复合物液，洗涤液（0.02mol/L pH7.2 PBS），滴金法反应板（由塑料小盒、吸水垫料和吸附抗 HCG 抗体的 NC 膜组成），有商品供应。

3. 器材 试管、微量移液器等。

【方法】

1. 取滴金法反应板平放于实验台上，小孔上分别标有"T"和"R"。

2. 在"T"和"R"孔内先分别滴加洗涤液 $100\mu l$，待完全渗入。

3. 在"R"孔内滴加抗原参照标准液 $200\mu l$，在"T"孔内滴加尿液标本 $200\mu l$，待完全渗入。

4. 每孔滴加抗 HCG 免疫金复合物液 $150\mu l$ 于 NC 膜上，待完全渗入。

5. 每孔加洗涤液 $100\mu l$ 待完全渗入。

6. 目测观察结果。

【结果判断】

1. 抗原参照标准液孔膜上应有清晰的淡红色斑点出现。

2. 若标本滴加孔膜上无红色斑点，或斑点显色浅于参照标准液孔，说明标本中 HCG 含量低于 50mU/ml；如标本孔斑点深于参照孔，则标本中 HCG 含量大于 50mU/ml。

3. 若测定标本为强阳性时，可用洗涤液稀释，按同样的方法测定，稀释至标本斑点与参照孔颜色相当，即可知标本 HCG 含量（50mU/ml×稀释倍数）。

【注意事项】

1. 试剂盒要恢复室温（25～37℃）。

2. 第二至五操作步骤之间不得有时间间隔。

二、斑点免疫层析试验

斑点免疫层析试验（dot immunochromatographic assay，DICA）又称免疫层析试验，简称"一步金法"。试验所用试剂全部为干试剂，多个试剂被组合在一条狭长（约 4mm× 80mm）的塑料板条上，成为单一试剂条，本次实验以双抗体夹心法测定尿 HCG 为例，简述其原理、方法和应用。

【目的】

了解斑点免疫层析试验的原理、方法和应用。

【原理】

试剂条（图 1-7-1）上端（A）和下端（B）分别为吸水性材料，B 端吸水性材料上还黏附有吸尿玻璃纤维；B 端的近 D 处粘贴有冻干金标记的抗 α-HCG 玻璃纤维，紧接着为硝酸纤维素膜，其上有两个反应区域，测试区（T）固定有抗 β-HCG 抗体，对照区（C）固定有对应的抗 IgG 抗体。测试时将试剂下端浸入液体标本中，通过吸水材料虹吸作用吸引标本液向上移动，使金标记的抗 α-HCG 复溶，当经过 D 处时如标本中有与金标抗体相应的 HCG，两者即结合，此抗原抗体复合物流至测试区 T 时，即被固相抗 HCG 所获，胶体金颗粒发生聚集变为红色。反之则不发生变化。过剩胶体金标记的抗 HCG 或金标记的抗体-抗原复合物继续向前移动，与 C 区的抗 IgG 抗体结合，出现红色质控条带。

【试剂】

1. 标本　待检尿。

2. "一步金法"早早孕妊娠诊断试剂条片，有商品供应。

3. 尿液收集杯、试管、微量移液器等。

【方法】

将试剂条下端标志部插入尿液中深度 10～15mm，5s 左右，取出后放平，

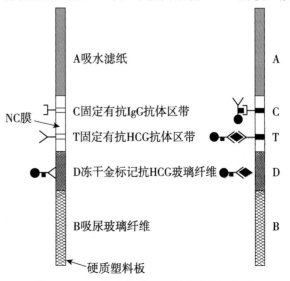

图 1-7-1　免疫胶体金层析法原理示意图

置室温下 3min，目测观察结果。这种方法比较麻烦且容易造成污染。可取尿标本约 0.5ml 加入小试管中，然后插入试纸条，待 1～2min 反应带清晰后观察结果。

【结果判断】

若出现两条紫红色线为 HCG 阳性（妊娠），若只质控线显示紫红色为阴性（未妊娠）。测试条上下端均无红色反应线出现，表明试验失败或测试条失效。

强阳性尿液中 HCG 含量较多，因此质控线可能不出现或极浅淡，而仅在反应区显示淡紫色条带。

【注意事项】

1. 应避免试纸条一端插入尿液过深或过浅。

2. 插入时间过长或过短均会影响试验结果。

（张思英）

实验八　外周血中淋巴细胞的分离纯化

一、沉降法（自然沉降分离法）

【目的】

了解外周血中淋巴细胞的分离纯化沉降法的方法、原理、与应用。

【原理】

人外周血红细胞与白细胞的比例为 600～1000。两类细胞的沉降速度不同，据此加以分离。自然沉降法是利用红细胞自然沉降率较快加以分离。该法简便易行，对细胞损伤少，但纯度差。

【材料】

无 Ca^{2+}、Mg^{2+} Hank's 液、含 10%～20%灭活小牛血清 Hank's 液。

【方法】

1. 取静脉血 2ml，放入加有抗凝剂的试管中，轻轻混匀。

2. 将试管直立静置于室温或 37℃温箱中 30～60min，待红细胞自然沉降。此时可见试管中的悬液分 3 层，上层为淡黄色血浆，底层为红细胞，紧贴在红细胞层上有一呈灰白色的白细胞层。

3. 用毛细吸管吸取位于红细胞层上面的富含白细胞的细胞悬液，移入另一试管中。

加入无 Ca^{2+}、Mg^{2+} Hank's 液至离试管口 3cm 处，混匀，以水平离心机 2000 r/min 离心 10min，弃上清，同法再洗涤 2 次。

4. 沉淀细胞用适量 10%～20%灭活小牛血清 Hank's 液重悬，计数，配成所需的细胞浓度的悬液，一般常用 $2×10^6$/ml。

用上述方法所得细胞悬液，含有较多粒细胞、单核细胞和血小板，淋巴细胞纯度约为 60%～67%。

二、密度梯度离心分离法

【目的】

了解密度梯度离心分离法的原理、方法和应用。

【原理】

人外周血单个核细胞分离的常用方法之一是葡聚糖-泛影葡胺密度梯度离心法（ficoll-hypaque density gradient centrifugation）。在试管中，将血液重叠于淋巴细胞分层液（密度 1.077g/L）之上，离心时由于红细胞（1.092g/L）、多形核白细胞（1.090g/L）、淋巴细胞（1.070g/L）的密度不同而相互分开。从顶部到底部可分为四层：血浆、单个核细胞、分层液、多形核白细胞及红细胞。

【材料】

1. 500U/ml 肝素生理盐水溶液、淋巴细胞分层液（密度 1.077±0.001g/L）、Hank's 液（pH 7.2～7.4）、0.5%台盼蓝染液。

2. 注射器、离心管、试管、吸管、离心机、显微镜等。

【方法】

1. 采集静脉血 2ml 注入盛有 0.1ml 肝素的试管中，混匀。

2. 加入 2ml 的 Hank's 液稀释血液。

3. 取淋巴细胞分层液 2ml 加入离心管中，再将稀释血液小心加在淋巴细胞分层液上，注意保持两界面清晰。

4. 室温下，2000 r/min，离心 20min。

5. 用毛细吸管轻轻吸出单个核细胞层，加入含有 5ml Hank's 液的试管中，混匀。

6. 1500 r/min，离心 10min。弃上清后，再洗一次。

7. 用 Hank's 液将细胞悬液恢复至 1ml。计数细胞，调细胞悬液至实验所需浓度。

8. 取 0.1ml 细胞悬液加 0.5% 台盼蓝 1 滴，混匀。5～10min 后，制压滴片。高倍镜下计数活细胞数（未着色）和死细胞数（染成蓝色）。

【结果】

回收的细胞中单个核细胞应占 90% 以上，细胞存活率大于 95%。

【注意事项】

1. 抽血后在 4h 内分离。

2. 全过程在室温下进行。

3. 加血于分层液上一定要轻缓，避免破坏界面。

【思考题】

1. 以上淋巴细胞的分离与纯化的方法各有何优点与不足？

2. 密度梯度离心分离法将稀释血液加于分层液上时，应注意什么？为什么？

（李 莉）

实验九　免疫细胞数量检测

【目的】

了解免疫细胞数量检测的原理、方法和用途。

T 淋巴细胞 E 花环试验

【原理】

人外周血 T 淋巴细胞表面具有天然的能与绵羊红细胞（SRBS）表面糖肽结合的受体，称为 E 受体。E 受体可结合 SRBC 形成花环样细胞团，是 T 细胞特有的表面标志。E 花环形成试验通常用于检测 T 细胞数量以及判断机体的细胞免疫状况。由于 T 细胞的异质性，其对 SRBS 的亲和力亦不同，因而 T 细胞可形成不同类型的 E 花环，如淋巴细胞与 SRBS 经 37℃ 水浴后离心，再于 4℃ 放置 2h 所形成的花环数即代表 T 细胞总数，称总花环（EtR-FC）；淋巴细胞与 SBRS 按一定比例混合只经低速离心沉淀形成的花环称为活性花环（EaRFC）。

【材料】

1. 肝素（将 12500U/ml 的肝素，稀释成为 500U/ml，按每管 0.1ml 分装，4℃ 保存）。

2. 淋巴细胞分离液（取 34℃ 泛影葡胺与 60% 聚蔗糖按 1：2.4 混合而成，比重为 1.077）

3. 无 Ca^{2+}、Mg^{2+} Hank's 液（pH7.2～7.4）。

4. 0.8% 戊二醛液（取 4.5g/L NaCl 30.25ml，加 25% 戊二醛 1ml 即可）。

5. 小牛血清（经 56℃ 30min 灭活后，灭活血清与 SRBC 按 2：1 的比例混合，置 37℃ 30min，离心，吸上清液备用）。

6. 磷酸缓冲液（pH7.0，0.07mol/L）。

7. 吉姆萨与瑞氏染液。

8. 仪器设备（离心机、水浴箱、电冰箱、显微镜）。

9. Alsever's 溶液。

【方法】

淋巴细胞悬液的制备　取肝素抗凝血 1ml，加入 1ml Hank's 稀释液后叠加于 2ml 分离液上，离心 2500r/min，30min；用毛细吸管吸出位于血浆和分层液之间的乳白色单个核细胞层，用 37℃ 预温的 Hank's 液 3ml 洗 2 次（第一次离心 2500r/min，15min；第二次离心 10min），弃上清液，用 pH7.2～7.4 含 10% 小牛血清 Hank's 液配制成（1～2）×10^6/ml。

1. 绵羊红细胞悬液的配制　将保存于 Alsever's 液中的绵羊红细胞，用 5～10 倍生理盐水洗 3 次（前两次为 1500r/min，离心 10min；第三次为 2500/min，离心 10min），弃上清液，配成 1% 的红细胞悬液。

2. EtRFC

（1）取 0.1ml 淋巴细胞悬液加 0.1ml 1%SRBC，混匀后置 37℃ 水浴 5min。

（2）低速离心（1000r/min，5min）后，置 4℃ 2h 或过夜。

（3）沿管壁轻轻滴加 0.8％戊二醛 0.2ml，4℃固定 10～20min。

（4）弃上清液，轻轻吹吸沉淀细胞制成涂片，自然干燥。

（5）取磷酸缓冲液（0.07mol/L，pH7.0～7.4）10ml 加入 6 滴吉姆萨液及 1 滴瑞氏液，将上述细胞制片置于此染色液中染色，10min 后水洗、干燥。

（6）加盖片，于高倍镜或油镜下计数花环形成率。

3. EaRFC 基本方法同上，不同之处是测定中 SRBC 悬液的浓度为 0.1％，SBRC 与淋巴细胞之比为 10∶1，混匀后立即 1000 r/min 离心 5min，加入戊二醛固定、染色后计数。

【结果】

计数 200 个淋巴细胞，凡结合 3 个 SRBC 或以上者为 E 花环阳性细胞，按下式计算 E 花环形成率。

$$E 花环形成率（％）＝\frac{形成花环细胞细胞数}{形成花环细胞细胞数＋未形成花环细胞细胞数}×100％$$

正常参考值（$X±SD$）：EtRFC   64.4±6.7％

　　　　　　　　　　 EaRFC   23.6±3.5％

【注意事项】

1. EtRFC 受温度影响较大，为避免季节温度变化的影响，故操作需要在 37℃水浴中进行，使实验条件保持一致，SRBC 与淋巴细胞在 4℃反应时间以 2h 为宜；SRBC 与淋巴细胞比例以（100～200）∶1 为宜；淋巴细胞离体后不能超过 6h，全部操作应轻柔，切忌强力吹打，以免 SRBC 由淋巴细胞上脱落。

2. EaRFC 测定中注意 SRBC 与淋巴细胞之比在 10∶1 左右，不超过 20∶1，两者混匀后立即固定。

3. 最好用新鲜的 SRBC，保存于 Alsever's 液中的 SRBC 2 周内可以用，超过 2 周 SRBC 与淋巴细胞的结合能力下降。

【附录】

1. 绵羊红细胞(SRBC)悬液的配制 从绵羊颈静脉采血后，置于无菌阿氏（Alsever's）液中抗凝保存（血液与阿氏液等量混合），放 4℃冰箱备用，可使用 2～4 周。第 1、2 次洗涤时均以 2000 r/min 离心 5min；第 3 次离心沉淀 10min。洗涤过程中，尽量将血红细胞表层的白细胞除尽，最后取压积红细胞用 Hank's 液配成 0.1％或 1％SRBC 悬液。

2. Alsever's 血液保存液的配制

氯化钠	0.42g
枸橼酸钠	0.80g
葡萄糖	2.05g
蒸馏水	100ml

将上述各成分溶解于蒸馏水内，用滤纸过滤，分装小瓶，高压蒸气 3.6～4.5kg 20min 灭菌。放 4℃冰箱内保存备用。用时按 1∶1 比例与等量新鲜血液混合。

【思考题】

T 淋巴细胞的检测有何临床意义？AIDS 病人 T 细胞亚群有何改变？

（张思英 李桂霞）

实验十　免疫病理及检测

一、动物Ⅰ型超敏反应

【目的】

观察豚鼠对马血清的过敏反应，联系青霉素引起过敏性休克的临床表现。加深理解Ⅰ型变态反应的发病机理，并提高对防治Ⅰ型变态反应性疾病重要性的认识。

【原理】

经致敏原刺激的动物机体可产生IgE类抗体，并与肥大细胞、嗜碱性粒细胞上IgE的Fc段受体结合，使机体处于致敏状态。同一致敏原第二次刺激机体后，可立即使肥大细胞、嗜碱性粒细胞释放生物活性物质如组织胺、白三烯等，导致过敏性休克。

【材料】

豚鼠、小牛血清、鸡蛋清、无菌注射器、针头、解剖用具。

【方法与结果】

1. 取健康豚鼠2只，选纯白色180g左右的雌性豚鼠效果最好，每只皮下注射0.5ml新鲜鸡蛋清。

2. 2～3周后，取上述豚鼠中任一只，心脏内注射新鲜鸡蛋清0.5～1ml。

3. 另一只豚鼠心脏内注射小牛血清1ml。

4. 注射后密切观察有无过敏反应出现。如于注射数分钟内出现不安、用前爪搔鼻、咳嗽打喷嚏、耸毛、痉挛性跳跃、大小便失禁、呼吸困难、站立不稳、倒地挣扎而死是为过敏性休克（轻型者可逐渐恢复而不死亡，此时动物处于脱敏状态，在一定时间内注入同样致敏原不出现过敏症状）。

5. 将死亡豚鼠解剖，可见肺气肿，肺脏充满整个胸腔。

6. 注射小牛血清的豚鼠不出现任何反应。

【注意事项】

心脏注射必须准确，有回血后再注入致敏原。

【思考题】

1. 心脏内注射鸡蛋清的小鼠为什么出现上述症状？

2. 心脏内注射小牛血清的小鼠为什么不发生超敏反应？

二、豚鼠结核菌素试验

【目的】

了解结核菌素试验的原理和用途。

【原理】

结核菌素为结核分枝杆菌的菌体成分，注入机体皮内，若受试者曾受结核分枝杆菌感染或卡介苗接种过，则结核菌素刺激致敏的T细胞，释放淋巴因子，在注射部位形成以单核淋巴细胞浸润为主的炎症，表现为红肿、硬结，此即迟发型超敏反应。

【材料】

豚鼠两只，1∶1000 稀释的旧结核菌素（old tuberculin，OT），1ml 注射器及针头。

【方法】

1. 取豚鼠两只（其中一只于两月前曾注射卡介苗），用剪刀将豚鼠背部之毛剪净或用剃刀剃净，并用碘酊与乙醇棉球消毒之。

2. 用 1ml 注射器吸取 1∶1000 的旧结核菌素，于两只豚鼠皮内各注入 0.1ml。

3. 注射后 48～72h 观察局部皮肤反应。

【结果分析】

皮肤反应可分为四种情况，见表 1-13-1。

表 1-13-1　结核菌素试验结果

局部皮肤反应情况	结果
无反应	-
有轻度的浸润肿块，直径<10mm 者	+
边缘明显的浸润肿块，直径 10～15mm，隆起达 1mm 以上，四周皮肤发红的范围更大	+++
有广泛的浸润肿块，皮肤发红，有水泡及坏死现象，甚至有体温升高，无力等症状	++++

【思考题】

1. 第一次注射后为什么需要两个月再注射第二次？

2. 结核菌素试验的意义。

（王文国　侯翠萍）

第二部分
细菌与真菌学实验

实验一　细菌形态结构观察

【目的】

1. 了解细菌的基本形态和特殊结构观察法。

2. 明确细菌特殊结构在医疗实践中的意义。

3. 细菌不染色标本的观察方法。

4. 观察活细菌的形态及运动情况。

【材料】

革兰氏染色标本片：

1. 球菌　葡萄球菌、链球菌、脑膜炎奈瑟菌、淋病奈瑟菌。

2. 杆菌　伤寒沙门菌、大肠埃希菌、炭疽芽胞杆菌、枯草芽胞杆菌。

3. 螺形菌　霍乱弧菌或水弧菌。

细菌特殊结构标本片：

1. 鞭毛　变形杆菌、霍乱弧菌。

2. 荚膜　肺炎链球菌、产气荚膜杆菌。

3. 芽胞　破伤风杆菌、炭疽杆菌。

细菌动力观察材料：

1. 菌种　普通变形杆菌、表皮葡萄球菌。

2. 变形杆菌和表皮葡萄球菌 8～12min 肉汤培养物。

3. 其他　凹玻片、盖玻片、凡士林、牙签、接种环、酒精灯、香柏油、二甲苯、擦镜纸。

【内容】

一、细菌形态结构观察

1. 使用油镜观察上述革兰氏染色标本片　认识细菌的 3 种基本形态。注意观察各菌的形态、大小、排列方式及染色性等特点。

2. 使用油镜观察细菌的特殊结构标本片

（1）荚膜：肺炎链球菌经革兰氏染色后，呈矛头状成双排列，菌体四周有不着色的透明圈（既荚膜）；肺炎链球菌与产气荚膜杆菌的荚膜（荚膜染色法），注意观察菌体及荚膜的颜色及两者的形态特点。

（2）鞭毛：变形杆菌与霍乱弧菌的鞭毛（鞭毛染色法），注意观察菌体和鞭毛的颜色、鞭毛的长短、数目及在菌体上的位置。

（3）芽胞：破伤风梭菌及炭疽杆菌芽胞（芽胞染色法），注意观察菌体、芽胞的形态、颜色及芽胞在菌体中的位置。

二、细菌不染色标本观察法（动力观察法）

1. 悬滴法

（1）取一张洁净盖玻片，用牙签涂少许凡士林于盖玻片的 4 个角处。

（2）用接种环取 3～4 环普通变形杆菌或表皮葡萄球菌液体培养物于盖玻片中央。

（3）把凹玻片凹面朝下盖在盖玻片上，使凹窝中央正对菌液（图 2-1-1）。

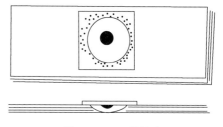

图 2-1-1　悬滴法

（4）迅速翻转凹玻片，使黏附在凹玻片上的盖玻片朝上。

（5）先用低倍镜观察，再换高倍镜观察。普通变形杆菌有鞭毛，运动活泼，可向不同方向迅速运动。表皮葡萄球菌无鞭毛，不能作真正运动，只能在一定范围内作移位不大的颤动，这是受水分子撞击而呈的分子运动（即布朗运动）。

2. 压滴法

（1）用接种环取 3～4 环菌液于洁净载玻片中央。

（2）用小镊子夹一块盖玻片轻轻覆盖在载玻片的菌液上，放置盖玻片时，应将盖玻片的一端接触载玻片，然后缓慢放下，以免菌液中产生气泡。

（3）先用低倍镜对光找到细菌的位置，再换高倍镜观察细菌的运动。

【思考题】

1. 在油镜下你看到了细菌有几种特殊机构？能否看到细菌菌毛？

2. 细菌特殊结构在医学上有何意义？

3. 细菌的动力检查有何意义？

（张业霞）

实验二　常用培养基制备

【目的】

1. 熟悉培养基制备的基本程序。

2. 掌握常用培养基的种类及用途。

【材料】

1. 试剂　牛肉膏、氯化钠、蛋白胨、琼脂粉、脱纤维绵羊血或兔血、蒸馏水、1N 的 NaOH、1N 的 HCl 等。

2. 器材　三角烧瓶、量筒、精密 pH 试纸、天平、高压蒸气灭菌器、脱脂棉、滤纸、漏斗、无菌平皿、酒精灯、电炉、血清凝固器等。

【方法】

一、培养基制备的基本程序

制备一般培养基的基本程序可分为：调配、溶化、矫正 pH、过滤、分装、灭菌、鉴定和保存等步骤。

1. 调配　按培养基组成准确称取各成分用量，放入三角烧瓶或大容量烧瓶中，加一定量蒸馏水，振摇后使其充分混匀。注意染料、胆盐和指示剂等应在矫正 pH 后加入。

2. 溶化　将调配好的混合物在电炉上加热，随时搅拌，防止外溢，使其完全溶化。溶化完毕，注意补足失去的水分。

3. 矫正 pH　可用 pH 比色法或精密 pH 试纸，矫正培养基的 pH，一般将培养基的 pH 调至 7.2～7.6。经高压灭菌后，其 pH 约降低 0.1～0.2，故在矫正 pH 时应比实际需要的 pH 高 0.1～0.2。

4. 滤过　自配的培养基通常有一些混浊或沉淀，需滤过澄清后方可使用。液体或半固体培养基常用滤纸过滤，固体培养基在熔化后趁热以绒布或双层纱布加脱脂棉过滤。如称取的为半成品成分则不需要过滤。

5. 分装　根据需要将培养基分装于三角烧瓶或试管等。

（1）基础培养基：一般分装于三角烧瓶内，灭菌后备用，以便随时分装倾注平板或配制营养培养基等；

（2）琼脂斜面：通常在熔化后分装于试管，量约为试管高度的 1/4～1/3，加塞后灭菌，趁热摆成斜面，斜面长度约为试管长度的 2/3，且保持试管下端有 1cm 柱高；

（3）半固体培养基：分装量约为试管容量的 1/4～1/3，加塞灭菌后趁热直立，凝固待用；

（4）琼脂高层培养基：分装量约为试管长度的 1/3，灭菌后趁热直立凝固待用；

（5）液体培养基：分装量约为试管长度的 1/3，灭菌后趁热直立待用；

（6）琼脂平板：先将灭菌加热熔化后的固体培养基，冷至 50℃左右，以无菌操作倾注于无菌平皿内。内径 9cm 的平皿 13～15ml，若内径 7cm 的平皿 7～8ml，轻摇平皿，使培养基平铺于平皿底部，待凝固后将平皿翻转，置 4℃保存备用。

6. 灭菌

（1）高压蒸气灭菌：耐热物质配制成的培养基（如普通培养基等）常用高压蒸气灭菌，通常压力在103.43kPa（1.05kg/cm²）蒸气压力下，温度达到121.3℃，维持15～30min；含糖培养基加热10磅（68.95kPa/cm². 115.6℃），10～15min为宜，以免破坏糖类物质。

（2）间歇灭菌：不耐高热的物质配制成的培养基，如糖类、明胶和牛乳等常用间歇灭菌，方法是用流通蒸气法加热100℃ 30min，置37℃温箱内过夜，第二天再加热100℃ 30min，连续3次。

7. 鉴定　培养基鉴定的基本要求是：①无菌试验：将灭菌后的培养基置37℃温箱中培养24h，无任何细菌生长为合格。②效果试验：将已知菌种接种至此培养基上，证明相应的细菌可在此培养基上生长，且形态、菌落、生化反应等特征典型。

8. 保存　制备好的培养基应注明名称、制作日期，用牛皮纸包裹或装于保鲜袋内，以减少水分蒸发，存放于4℃冰箱或冷暗处保存备用。琼脂平板应将底朝上，盖朝下放置；液体培养基应直立放置。

二、常用培养基的种类、制备及用途

根据各种细菌生长繁殖时所需要的条件不同，培养基可分为很多种类。常用的种类按物理性状分：液体培养基、固体培养基、半固体培养基。按用途不同分：基础培养基、营养培养基、选择培养基、鉴别培养基及厌氧培养基等。

1. 液体培养基

（1）肉膏汤培养基

成分：　　　牛肉膏　　　　3g

　　　　　　蛋白胨　　　　10g

　　　　　　氯化钠　　　　5g

　　　　　　蒸馏水　　　　1000ml

制法：

1）用天平分别称取牛肉膏3g，蛋白胨10g，氯化钠5g置三角烧瓶中。

2）加入蒸馏水1000ml，把三角烧瓶在电炉上加热，使蛋白胨等溶化。

3）测定培养基的酸碱度，用1N的NaOH调pH至7.4～7.6，煮沸3～5min，必要时滤过。

4）分装试管或烧瓶，加塞，用牛皮纸包扎管口、瓶口。

5）高压蒸气灭菌121.3℃20min取出冷却后，置4℃冰箱储存备用。

用途：肉膏汤培养基可供营养要求一般的细菌生长。

（2）肉汤培养基

成分：　　　新鲜牛肉　　　500g

　　　　　　蛋白胨　　　　10g

　　　　　　氯化钠　　　　5g

制法：

1）将新鲜牛肉去除筋和脂肪，切碎绞细，加水1000ml，置4℃冰箱过夜。

2）次日取出，搅拌均匀，加热100℃30min，用数层纱布或滤纸过滤，补足失去的水分。

3）加入蛋白胨10g，氯化钠5g，加热溶化。

4）冷至50℃左右，矫正pH至7.4。

5）分装试管或烧瓶，加塞，用牛皮纸包扎管口、瓶口。

6）高压蒸气灭菌 121.3℃20min 取出冷却后，置 4℃冰箱储存备用。

用途：作基础培养基使用，营养比肉膏汤培养基好，可供营养要求一般的细菌生长。

2. 普通琼脂培养基

成分：　　　肉汤或肉膏汤　　　　1000ml

　　　　　　琼脂　　　　　　　　20～30g

制法：

（1）将琼脂加入肉汤或肉膏汤中，加热溶化。

（2）矫正 pH 至 7.4，分装于试管或三角烧瓶中，每管约 5ml。

（3）高压蒸气灭菌 121.3℃20min。

（4）取出试管，斜放使其凝成斜面培养基。

（5）将已融化的肉汤或肉膏汤琼脂冷至 50℃左右，以无菌操作注于无菌平皿中。内径 9cm 的平皿 13～15ml，若内径 7cm 的平皿 7～8ml，厚度为 3～4mm。凝固后即反转过来，底向上，以免在平皿盖上积存凝结水，即为普通琼脂培养基，亦称固体培养基，冷后置 4℃冰箱保存备用。

用途：普通琼脂培养基用于一般细菌的分离培养，纯种接种或保存菌种。

3. 血液琼脂培养基

成分：　　　普通琼脂培养基　　　　　　　100ml

　　　　　　无菌脱纤维绵羊血或兔血　　　8～10ml

制法：

（1）取已制备好的无菌普通琼脂 100ml，加热溶解并冷至 50℃左右。

（2）在已消毒的无菌室内打开瓶口，瓶口通过火焰杀死瓶口外的杂菌，用无菌吸管吸取 8～10ml 血液（临用前置 37℃水浴箱预温 30min），加入 100ml 普通琼脂培养基内，轻轻摇匀。

（3）在无菌条件下，倾注于无菌平皿中，冷凝后即成血琼脂平板培养基。凝固后即反转过来，底向上，置 4℃冰箱保存备用。

用途：血液琼脂培养基用于分离培养或保存营养要求高的细菌，如链球菌、肺炎链球菌等。

4. 半固体培养基

成分：　　　肉膏或肉膏汤　　　　1000ml

　　　　　　琼脂　　　　　　　　2.5～5g

制法：

（1）将 2.5～5g 琼脂加到 1000ml 肉膏汤中，加热溶化，矫正 pH 至 7.4。

（2）分装于小试管中，每管 2～3ml，加塞。

（3）高压蒸气灭菌 121.3℃20min。

（4）冷却后 4℃冰箱保存备用。

用途：半固体培养基用于保存菌种或观察细菌的动力。

5. SS 培养基（见肠道菌部分）。

【思考题】

培养基的制备程序可概括划分为哪几个步骤来完成？

（赵体灵）

实验三　细菌的分布及消毒灭菌

细菌的分布和消毒灭菌

【目的】

证明自然界和正常人体均有许多细菌存在，为在医学实践中树立严格的无菌观念提供依据；证实煮沸消毒、紫外线杀菌及碘酊、乙醇的杀菌效果，并了解影响其效果的因素。

【材料】

普通琼脂平板、1％高层琼脂、无菌试管、无菌吸管、无菌平皿、血平板、2％碘酒、75％酒精棉球、镊子、无菌咽拭子管、无菌牙签、酒精灯、革兰氏染液。

【方法】

1. 空气中细菌的检查及紫外线杀菌试验

取普通琼脂平板两个，打开皿盖，一个暴露于实验室内空气中，另一个暴露于由紫外线照射过的空气中，10min后盖好，在平皿底面注明地点、班组，放入37℃温箱中培养18～24h后，观察结果。

2. 水中细菌检查及煮沸消毒试验

（1）取两个无菌空平皿，在其底注明"未"或"煮"及班组。

（2）取两支无菌试管取水样半管，一支放在酒精灯上加热煮沸5～10min。

（3）冷后用无菌吸管先吸取煮过的水1ml放入标有"煮"的无菌平皿内，用同一吸管再吸取未煮的水1ml放入标有"未"的无菌空平皿内。

（4）取已融化并冷至45℃（手握琼脂管感觉热而不烫手）的高层琼脂2支，分别倾注入以上两平皿内（一支倒一个平皿），立即将皿底紧贴桌面轻轻摇动，使琼脂与水样均匀混合后，静置桌面，待琼脂冷凝后，皿底向上置入37℃温箱培养，24h后，取出观察结果。

3. 手指皮肤消毒前后的消毒检查

（1）取普通琼脂平板一个，在皿底标记班组、消毒前和消毒后。

（2）用任一手指在标记"消毒前"的平板表面，轻轻涂抹，然后将此手指用2％碘酒和75％酒精棉球作皮肤消毒，待干后，在标记"消毒后"的平板表面轻轻涂抹。

（3）将平板置入37℃温箱中培养24h后，取出看结果。

4. 咽喉部细菌的检查

（1）取一无菌咽拭子管，取出无菌咽拭子在某同学咽喉部轻轻擦一下，迅速放回管内。

（2）取一血平板，在底面标记班组。

（3）左手抓握血平板（稍揭开平皿盖），同时右手将已沾有咽喉标本的棉签在平板上端来回划动（棉签滚动1周）涂成薄膜，约占平板总面积的1/10。

（4）取接种环在火焰上灭菌，待冷（3～5s）。将环通过薄膜后做连续划线，划线要适当密集平行，充分利用平板表面，但要防止交叉重复。

（5）划线完毕，将接种环烧灼灭菌放回架上，平皿放入37℃温箱培养24h后，取出观察结果。

5. 物品表面细菌的分布

（1）取普通琼脂平板一个，用蜡笔或记号笔在平皿底部玻璃上划一个"十"字，将平皿为分 4 个区，标明硬币、钢笔、衣服、实验台面等。

（2）用无菌棉拭子蘸取无菌生理盐水后，分别在硬币、钢笔、衣服、实验台面等物品表面轻轻擦拭，然后在相应琼脂培养基表面轻轻涂抹。

（3）皿底向上置 37℃温箱中培养 18～24h，观察培养基上不同区域的菌落生长情况。

6. 齿垢中细菌的检查

（1）取清洁玻片一张，加生理盐水一滴。

（2）用无菌牙签挑取自己的牙垢少许与玻片上的生理盐水混匀后涂开。

（3）点燃酒精灯，将干后的玻片通过火焰 3～4 次进行固定。

（4）革兰氏染色，油镜观察。

【示教】

高压蒸气灭菌法，干烤箱和滤菌器。

【思考题】

1. 如何证明水、空气、人体皮肤和咽喉部有无细菌存在？

2. 如何证实紫外线、煮沸和碘酊、乙醇的杀菌效果？

3. 什么叫无菌操作？在实验中，怎样才能避免杂菌污染？

4. 你对实验结果观察有何体会？

（张佳伦）

实验四　细菌的培养及生长现象观察

【目的】

1. 熟悉细菌的培养方法。

2. 掌握平板、斜面、液体和半固体培养基等接种方法。

3. 掌握细菌在液体、固体、半固体培养基中生长现象和意义。

一、细菌的接种技术

【材料】

1. 菌种　葡萄球菌和大肠埃希菌混合液、痢疾志贺菌、枯草芽胞杆菌、链球菌。

2. 培养基　液体（肉汤）、半固体、固体（琼脂平板和斜面）培养基。

3. 其他　接种环、接种针、酒精灯等。

【方法】

1. 平板划线接种法　主要用于临床标本中混杂着多种细菌的分离培养，经过划线接种，将细菌分散到固体培养基的表面，以获得单个菌落。常用的平板划线接种法可分为以下两种：

（1）分区划线法：此法多用于含菌量较多的粪便、脓汁、痰液等标本的细菌分离培养。具体操作如下：

1）右手以持毛笔式握住接种环，垂直在火焰上烧灼灭菌。

2）待接种环冷却后，取葡萄球菌和大肠埃希菌混合液一环。

3）左手持平板培养基，左手拇指、示指开启平皿盖（图2-4-1），右手将取菌后的接种环在平板培养基表面一角来回划线涂布，密而不重叠，接种环与培养基表面呈30°～45°角，作为第一区，约占平板总表面积的1/5。划线时，以腕力在平板表面作轻快的滑动动作，不可用力太大，以免划破培养基表面，并注意无菌操作，防止空气中微生物的污染。

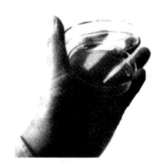

图2-4-1　手持平板法

4）再次烧灼接种环，以杀灭接种环上剩余的细菌，待冷。将平皿转动一定角度进行第2区划线，第2区划线与第1区划线开始相交2～3条，以后可不必相交。约占平板表面积的1/4。接种环再灭菌后用相同方法进行第3区、第4区划线。

5）接种完毕，烧灼接种环，放回原处，平板底部做好标记（姓名、日期、标本名称等），倒置（平板底部向上）于37℃温箱中培养18～24h，观察结果（图2-4-2）。

6）注意事项：①严格无菌操作：操作时不能说话，不能离酒精灯太远，平皿盖不能开得太大，以免空气污染；②划线时，力量要适中，切勿划破培养基表面；③充分利用平板表面，但第4区不能与第1区划线相交。

（2）连续划线法：又称平行划线法，此法多用于含菌量不多的标本或咽拭子、棉拭子的细菌分离培养。具体操作如下：

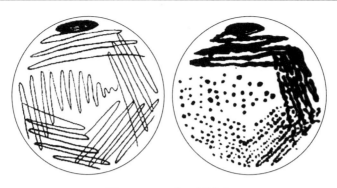

图 2-4-2 分区划线法

1）将接种环在火焰上烧灼灭菌。

2）待接种环冷却后，以无菌操作取标本或少许菌液，涂布于培养基的 1/5 处。

3）然后在培养基表面连续左右划曲线，密而不重叠，并逐渐下移，将整个平板布满曲线。

4）接种完毕，烧灼接种环，放回原处。平板底部做好标记（姓名、日期、标本名称等），平板底部向上于 37℃ 温箱中培养 18～24h，观察结果（图 2-4-3）。

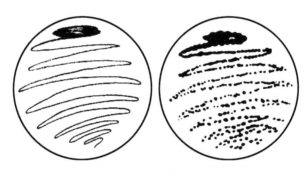

图 2-4-3 连续划线法

2. 斜面培养基接种法 主要用于纯培养、保存菌种及生化反应试验等。通常是从平板培养物上挑取某一单个菌落，移种至斜面培养基上。

（1）左手持平板培养基（或同时持菌种管和接种管，见图 2-4-4），右手持接种环或接种针在火焰上烧灼灭菌，待冷后挑取单个菌落。

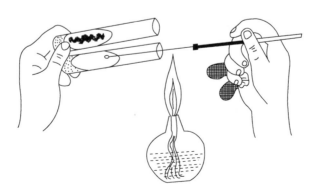

图 2-4-4 斜面培养基接种法

（2）左手换取待接种的斜面培养基，斜面部向上，以右手手掌与小指拔取并夹持试管塞，管口通过火焰灭菌。

（3）将取菌后的接种环（针）伸入斜面管内，先从斜面底部到顶部划一条直线，然后再从斜面底部由下而上做蛇形划线。接种环（针）进出试管时，均不应触及试管口内壁。

（4）将试管口和接种环（针）放好，塞上试管塞。

（5）注明标记，置37℃温箱培养18～24h后观察生长情况。

3. 液体培养基接种法　主要用于增菌培养和生化反应试验。

（1）左手拇指、示指、中指及无名指分别握持菌种管与待接种的肉汤管。

（2）接种环灭菌冷却后，分别从菌种管（大肠埃希菌、枯草杆菌、链球菌）挑取少量菌苔或菌落移种到肉汤管中。在接近菌面上方的管壁上轻轻研磨，并蘸取少量肉汤与之调和，使细菌混合于肉汤中（图2-4-5左）。

（3）灭菌试管口和接种环，加塞、标记，置37℃温箱培养18～24h后观察生长结果。大肠埃希菌可出现均匀混浊生长；链球菌可出现沉淀生长；枯草芽胞杆菌为表面生长，形成菌膜。

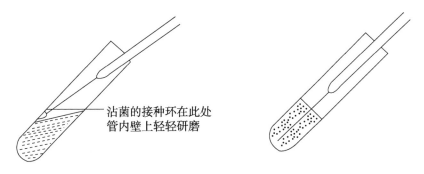

沾菌的接种环在此处管内壁上轻轻研磨

图2-4-5　液体（左）及半固体（右）培养基接种法

4. 半固体培养基接种法　主要用于检查细菌的动力和保存菌种。

（1）同液体培养基接种法，左手握住菌种管与待接种的半固体培养基。

（2）右手持接种针灭菌冷却后，挑取接种管少量大肠埃希菌或痢疾志贺菌菌苔，垂直刺入半固体培养基的中央，深入管底至3/4处（不必穿至管底），随即沿原穿刺线退出。

（3）试管口灭菌后加塞，注明标记，置37℃温箱培养18～24h后观察结果（图2-4-5右）。有鞭毛的细菌（如大肠埃希菌）能够沿穿刺线向四周扩散生长，为动力实验阳性；而无鞭毛的细菌（如痢疾志贺菌）只能够沿穿刺线生长，为动力实验阴性。

二、细菌的培养技术

【材料】

1. 器材　温箱、磨口玻璃干燥器、厌氧培养箱、厌氧袋或厌氧罐、二氧化碳培养箱等。

2. 试剂　碳酸氢钠、盐酸、焦性没食子酸等。

【方法】

常用的细菌培养方法可分为4类，即普通培养法、二氧化碳培养法、厌氧培养法和微需氧培养法。

1. 普通培养法　用于无需特殊要求的需氧菌和兼性厌氧菌的培养。

普通培养法是指需氧菌和兼性厌氧菌在有氧条件下的培养方法。将已接种细菌的琼脂平板、斜面、半固体或液体培养基等，在空气中置37℃温箱，培养18～24h，观察细菌的生长情况。一般细菌培养18～24h后即可出现生长迹象，但若标本中的细菌量少或为生长缓慢的细菌（如分枝杆菌），需培养3～7天，甚至4～8周后才能观察到生长迹象。

2. 二氧化碳培养法　用于肺炎链球菌、奈瑟菌属、布鲁菌属和流感嗜血杆菌等的培养。

二氧化碳培养法是将已接种细菌的培养基置于5%～10%CO_2环境中进行培养的方法。某些细菌特别是在初次分离时，需要在5%～10%CO_2环境中培养才能生长良好。常用的二氧化碳培养法有以下三种。

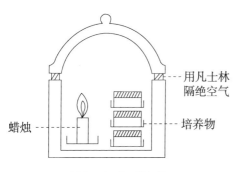

图2-4-6　烛缸法

（1）烛缸法：取有盖磨口标本缸或玻璃干燥器，在盖及磨口处涂以凡士林。将接种细菌的培养基放入缸中，再放入蜡烛并点燃之，加盖密封。随燃烧产生的CO_2增加，蜡烛自行熄灭，此时缸内CO_2的浓度约为5%～10%（图2-4-6），然后放置37℃温箱培养。

（2）化学法（碳酸氢钠-盐酸法）：每升容积的容器内，碳酸氢钠与盐酸按0.4g与0.35ml比例，分别将两种试剂各置于一容器内（如平皿内），连同容器放置于标本缸或干燥器内，盖紧盖后倾斜容器，使盐酸与碳酸氢钠接触而产生CO_2。

（3）二氧化碳培养箱：能自动调节二氧化碳的含量、温度和湿度，培养物置培养箱内，培养一定时间后能直接观察生长情况，使用较为方便，但价格较昂贵。

3. 厌氧培养法　用于专性厌氧菌的培养。必须将培养环境或培养基中的氧气除去，或造成低氧化还原电势的厌氧环境，以利于专性厌氧菌生长。常用的方法有：肉渣（庖肉）培养法、焦性没食子酸法（见厌氧菌）、厌氧罐培养法、厌氧袋培养法及需氧菌共生厌氧法等（略）。

三、细菌生长现象观察

【材料】

1. 菌种　金黄色葡萄球菌、铜绿假单胞菌、枯草芽胞杆菌、炭疽芽胞杆菌（无毒株）、痢疾志贺菌、大肠埃希菌。

2. 培养基　固体培养基（普通琼脂平板和斜面）、半固体培养基、肉膏汤、血液琼脂培养基。

【方法】

1. 接种细菌

（1）将金黄色葡萄球菌、炭疽芽胞杆菌（无毒株）分别用分区划线法，接种于普通琼脂平板和血液琼脂培养基，将金黄色葡萄球菌、铜绿假单胞菌分别接种普通琼脂斜面。

（2）将枯草芽胞杆菌、链球菌和金黄色葡萄球菌分别接种于肉膏汤培养基。

（3）将痢疾志贺菌和大肠埃希菌分别用穿刺法接种于半固体培养基。

2. 将上述接种细菌的培养基送37℃温箱培养18～24h。

3. 观察细菌的生长现象

（1）液体培养基：均匀混浊生长（葡萄球菌）、沉淀生长（链球菌）、菌膜形成（枯草芽胞杆菌或铜绿假单胞菌）。观察细菌在其中生长时，应注意观察液体培养基的透明度，管底是否有沉淀，表面是否有菌膜。

（2）固体培养基：形成菌落和菌苔。观察菌落的大小、形状、突起（扁平、凹陷）、湿润度（湿润或干燥）、透明度（透明、半透明、不透明）、表面（光滑、粗糙、有无光泽）、边缘、颜色、溶血环、黏度及气味等情况。比较金黄色葡萄球菌、铜绿假单胞菌、枯草芽胞杆菌、炭疽芽胞杆菌（无毒株）的菌落特点。

（3）半固体培养基：用于观察细菌有无动力。有鞭毛的细菌（如大肠埃希菌）动力阳性，沿穿刺线向周围扩散生长，穿刺线模糊、增粗或呈根须状，培养基变混浊。无鞭毛的细菌（如痢疾志贺菌）动力阴性，沿穿刺线生长，穿刺线清晰，周围培养基透明。

【思考题】

1. 以上几种接种培养细菌的方法，各有何用途？

2. 如何识别琼脂平板培养基上出现的菌落是种上去的，还是杂菌污染的？

（台凡银）

实验五　细菌涂片标本的制备及革兰氏染色法

【目的】

1. 掌握细菌涂片标本的制备和革兰氏染色法。

2. 了解革兰氏染色法的意义。

【原理】

1. 细胞壁结构学说　革兰氏阳性菌细胞壁结构较致密，肽聚糖层厚，脂质含量少，乙醇不易渗入；革兰氏阴性菌细胞壁结构疏松，肽聚糖层薄，含大量脂质，乙醇容易渗入。

2. 等电点学说　革兰氏阳性菌等电点（pH2～3）比革兰氏阴性菌等电点（pH4～5）低，在相同 pH 条件下，革兰氏阳性菌所带负电荷比革兰氏阴性菌多，故与带正电荷的结晶紫染料结合牢固，不易被 95％乙醇脱色。

3. 化学学说　革兰氏阳性菌菌体含有大量核糖核酸镁盐，可与碘、结晶紫牢固结合成大分子复合物，使已经着色的细菌不被 95％乙醇脱色；革兰氏阴性菌菌体含核糖核酸镁盐很少，故容易被 95％乙醇脱色。

【材料】

1. 菌种　大肠埃希菌、葡萄球菌。

2. 染液　革兰氏染色液 1 套：结晶紫染液、碘液、95％乙醇、稀释石炭酸复红染液。

3. 玻片、生理盐水、酒精灯、吸水纸、接种环、玻璃蜡笔、香柏油等。

【方法】

一、细菌涂片制备

1. 涂片　取一张洁净载玻片，用玻璃蜡笔在洁净载玻片上标记，于玻片两端各滴 1 滴生理盐水，不要太靠近玻片边沿。接种环在火焰上灭菌后，分别挑取少量葡萄球菌和大肠埃希菌于玻片两端的生理盐水中，并研磨成均匀混浊的菌液（如系液体标本，则不需加生理盐水，可直接涂于载玻片上），涂成约 1cm×1cm 大小的均匀薄膜，接种环灭菌后放回试管架上。

2. 干燥　涂片最好在室温下自然干燥，如欲加速干燥，也可将涂膜背面置火焰上方不烤手的高处略加烘烤，但切勿紧靠火焰，以免将涂膜烤焦，细菌变形，染色后难以观察。

3. 固定　涂片干燥后，手持玻片的一端，将载玻片的背面往返通过酒精灯火焰 3 次，共 2～3s，注意温度不可太高，以玻片加温面触及皮肤感觉烫而尚能忍受为度。固定的目的一是杀死细菌，二是使菌体与玻片黏附牢固，以免玻片上的细菌在染色过程中被水冲洗掉，三是固定后细菌蛋白质变性易被着色。固定完毕，放置待冷后再进行染色。

注：无论何种染色，涂片均不可太厚，一定涂成薄膜；取第二个菌之前，一定要注意灭菌，否则两菌混淆；最好取湿润的菌落，便于将细菌混匀。

二、革兰氏染色法

1. 初染　将固定好的细菌涂片放在染色架上，滴加结晶紫染液 2～3 滴，以全面覆盖涂膜为度，染色 1min 后用细流水冲洗，将玻片上积水轻轻甩净。

2. 媒染　滴加卢戈（Lugol）碘液数滴，染色 1min 后用细流水冲洗，将玻片上积水轻轻甩净。

3. 脱色　滴加 95％乙醇数滴，轻轻前后摇动玻片数秒钟，使均匀脱色，然后倾斜玻片，使脱掉的染料随乙醇流去，再滴加乙醇，如此反复 2～3 次，直到流下的乙醇无色或稍呈淡紫色为止，大约 30s，用细流水冲洗，将玻片上积水轻轻甩净。

4. 复染　滴加稀释石炭酸复红液数滴，复染 1min，用细流水冲洗，将玻片上积水轻轻甩净。

待标本片自然干燥或用吸水纸吸干后，在涂菌处滴加 1 滴香柏油，然后用油镜观察结果。

【结果】

染成紫色的为革兰氏阳性菌；染成红色的为革兰氏阴性菌。

【注意事项】

1. 涂片应均匀，如太厚或太薄，菌体分散不均，会影响乙醇脱色，造成染色结果不准确。固定时应避免菌体过分受热，否则会使菌体变形影响染色效果。脱色时应把握好时间，若脱色时间过长易造成假阴性，但脱色时间过短革兰氏阴性菌也会被误认为革兰氏阳性菌。

2. 所用染色液应防止水分蒸发而影响浓度，特别是碘液久存或受光作用后可形成碘酸，易失去媒染作用。脱色用的乙醇以 95％浓度为好，若瓶口密封不好或涂片上积水过多，均可引起乙醇浓度降低而增强脱色能力。

3. 不同时间的细菌培养物，染色结果有差异。如葡萄球菌，培养 48h 以上的老龄菌，易染成红色，而幼龄菌则易染成紫色。细菌染色一般用 18～24h 的细菌培养物。

4. 染色过程中勿使染色液干涸，用水冲洗后应甩去玻片上的残水，以免染色液被稀释而影响染色效果。

【思考题】

1. 为什么接种环（针）使用前后都必须烧灼灭菌？忽略了有什么危害？

2. 制备一张好的涂片应注意些什么？

3. 如革兰氏阳性菌经革兰氏染色被染成红色，可能有哪些原因？

（王宗军　任崇伟）

实验六 药敏试验

【目的】

熟悉细菌对抗生素敏感试验的方法和实际意义。

【原理】

本实验所用的方法为 Kirby‑Bauer 法（K‑B 法），即常用的纸片法。其原理是将干燥的浸有一定浓度抗菌药物的滤纸片放在已接种一定量某种细菌的琼脂平板上。经培养后，在纸片周围出现无细菌生长区，称抑菌圈。测量抑菌圈的大小，即可判定该细菌对这种药物的敏感程度。

【材料】

金黄色葡萄球菌、大肠埃希菌6～8h肉汤培养物、普通琼脂平板、含抗生素的干燥滤纸片（青霉素 10U/片，链霉素、庆大霉素、氯霉素每片 $10\mu g$ ）、无菌棉拭、小镊子、毫米尺等。

【方法】

1. 取琼脂平板 2 个，用蜡笔在皿底均分 4 部分，并注明 4 种抗生素及菌别的标记(图 2‑6‑1)。

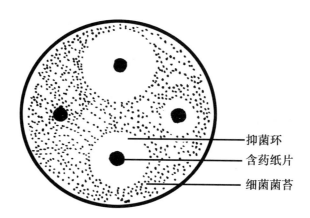

图 2‑6‑1 细菌对抗生素的敏感试验（纸片法）

2. 用无菌棉拭分别蘸取上述两种菌液，在试管内壁旋转挤去多余菌液后在琼脂表面均匀涂布接种 3 次，每次旋转平板 60°，最后沿平板内缘涂抹 1 周。

3. 平板在室温下干燥 3～5min 后，用无菌镊子取上述 4 种抗生素滤纸片，轻轻贴于两个培养基相应区内，用镊子稍压使之贴紧（注意：每取一药纸片前，均需将镊子用火焰灭菌，并等待稍凉再取）。

4. 操作完毕，皿底向上一齐放入 37℃ 温箱中，培养 18～24h 观察结果。

5. 以毫米作单位，测量抑菌圈直径大小，以判定其敏感程度。

【结果】

如果平板上接种的细菌对某种抗生素敏感，则含该抗生素的纸片周围无细菌生长，环绕在含药滤纸片周围无细菌生长的区域称为抑菌圈。如果细菌对该药物不敏感，则不出现抑菌圈，即药纸片周围有菌生长。抑菌圈的大小反映测试菌对测定药物的敏感程度，并与该药对测试菌的最低抑菌浓度（MIC）呈负相关，即抑菌圈越大，MIC 越小。

关于敏感程度的判断标准，实验条件不同判定标准可有所不同。一般实验室的报告方式是：抑菌圈直径在 10mm 以下者为耐药，10～15mm 为中度敏感，15mm 以上者为高度敏感。这个问题涉及的影响因素很多，不同的药物有不同的标准，有待于实验方法的统一和标准化。

（张海燕）

实验七 细菌的变异

一、细菌的鞭毛变异

【目的】

1. 了解鞭毛变异的机制。

2. 了解鞭毛变异的诱导方法。

【原理】

细菌的鞭毛变异属于形态结构变异的一种。有鞭毛的细菌（如，变形杆菌）在含有 0.1％苯酚的培养基上生长时，其鞭毛的形成受到抑制。

有鞭毛的变形杆菌，在普通琼脂平板培养基上生长时，不形成菌落，而是向周围蔓延呈膜状生长，称为迁徙生长现象。而失去鞭毛以后，则不会产生迁徙现象，只在接种部位形成菌落。所以，根据变形杆菌的这一特征，很容易判断变形杆菌是否发生了鞭毛变异。细菌的鞭毛变异属于非遗传性变异，假如将失去鞭毛的变形杆菌，重新接种在无石炭酸的普通琼脂平板上，则又可以重新获得鞭毛。

【材料】

1. 变形杆菌的普通琼脂斜面培养物 1 支。

2. 普通琼脂平板和含 0.1％石炭酸的琼脂平板各 1 块。

3. 接种环、酒精灯等。

【方法】

1. 用接种环蘸取琼脂斜面上的变形杆菌后，分别点种于普通琼脂平板和含 0.1％石炭酸的琼脂平板的边缘局部位置上。

2. 将 2 块平板置 37℃温箱内孵育 24h，取出后观察 2 块平板上变形杆菌的生长现象。

【结果】

普通琼脂平板培养基上的变形杆菌呈迁徙生长（图 2-7-1），含 0.1％石炭酸的琼脂平板上的变形杆菌只在点种的局部生长，形成单个集落。

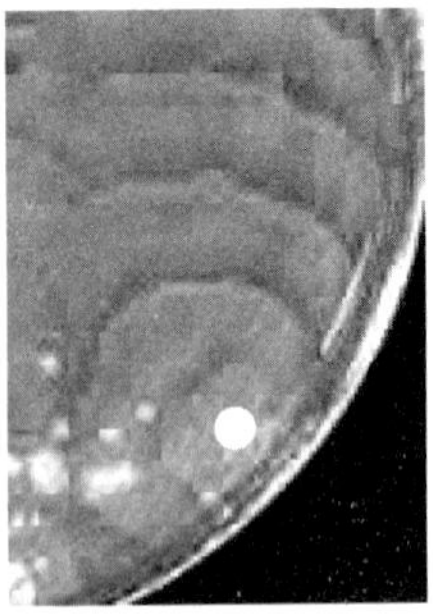

【思考题】如果将在含 0.1％石炭酸平板上生长的变形杆菌，再次移种在普通琼脂平板培养基上，其生长现象又会如何？

图 2-7-1 迁徙现象

二、细菌的 L 型变异

【目的】

1. 了解和观察细菌细胞壁缺陷型（细菌 L 型）的人工诱导。

2. 了解和观察细菌 L 型的菌落形态和菌体形态。

【原理】

细菌在体内外理化因素（如，抗生素、溶菌酶、胆汁等）作用下，可以失去细胞壁成分而继续存活，称为细菌 L 型。

典型的细菌 L 型的菌落呈油煎荷包蛋样，其菌体的形态、结构、抗原性、生化反应及致病性均可发生改变。在形态、结构上主要表现为形态的多样性，有圆球体、丝状体、原生小体等形态。染色性也可发生改变，如由原来的革兰氏阳性变为革兰氏阴性。由于细胞壁的缺失，细菌的 L 型不能在等渗环境中生存，必须提供高渗的环境才能继续生长。

目前认为，细菌的 L 型仍然具有一定的致病性，而且在一定的条件下可以长期存在于机体内，造成感染的迁延。当怀疑患者有细菌 L 型感染时，由于细菌 L 型不能在普通等渗的培养基上生长，所以容易造成临床上的漏诊。

【材料】

1. 菌种　金黄色葡萄球菌的肉汤培养物。

2. 培养基　L 型琼脂平板培养基。

3. 试剂　含苯唑青霉素的药敏纸片（每片 40μg）、革兰氏染色液一套、细胞壁染色液一套。

4. 其他　L 形玻棒、接种环、小镊子、吸管、玻片等。

【方法】

1. 取 L 型琼脂平板培养基 1 块，用吸管吸取金黄色葡萄球菌肉汤培养物 1 滴，加于培养基的表面。

2. 用无菌的 L 形玻棒将金黄色葡萄球菌的菌液均匀地涂开。

3. 然后用灭菌的小镊子夹取苯唑青霉素纸片 1 片，贴于培养基的表面，方法同药敏纸片的贴法。

4. 培养基置 37℃ 温箱内孵育 1～2 天，逐日观察抗生素纸片的周围在抑菌圈内有无细菌 L 型的生长。

5. 用低倍镜观察细菌 L 型的菌落特点。

6. 如发现细菌 L 型菌落，取菌落中心涂片，分别做革兰氏染色和细胞壁染色。油镜观察细菌 L 型的形态和染色性。

【结果】

1. 细菌 L 型的菌落可有 3 种（图 2-7-2）。

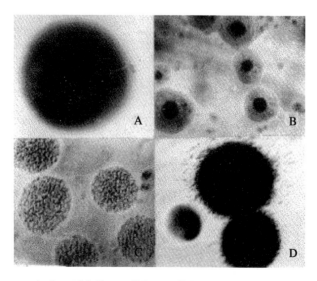

2-7-2　A 细菌 L 型菌落　B 荷包蛋型菌落　C 颗粒型菌落　D 丝状型菌落

（1）L型：呈油煎荷包蛋样，菌落中心致密、较厚、透光度低，周边较疏松，由透明颗粒组成，较宽。

（2）G型：菌落无核心，由透明颗粒组成。

（3）F型：呈油煎荷包蛋样，有核心，但周边的呈透明丝状。

2. 细菌L型的形态呈多形性，有丝状、圆球体、巨球体等。染色性可以变为革兰氏阴性。细胞壁染色可见细胞壁缺陷，菌体浓染。

【思考题】

1. 细菌产生L型变易原因有哪些？

2. 细菌对抗生素的敏感试验有何实际意义？

3. 影响纸片法药敏试验的因素有哪些？

（李　睿）

实验八　机体的抗感染免疫

【目的】
1. 了解健康人唾液中溶菌酶的溶菌作用。
2. 观察中性粒细胞及吞噬细胞的吞噬现象。

一、溶菌酶溶菌试验

【原理】

溶菌酶是一种碱性蛋白，能与细菌牢固结合，并通过水解细菌细胞壁中肽聚糖而使细菌裂解。血液或分泌物中溶菌酶的活性可通过检查其对敏感菌株的裂解作用进行测定。

【材料】

1‰高层琼脂（1g 琼脂＋100ml pH6.4 1/15M 磷酸缓冲液）、溶壁微球菌菌液、无菌平皿、打孔器、无菌吸管等。

【方法】
1. 取 1ml 溶壁微球菌菌液于无菌空平皿内。
2. 加热熔化高层琼脂，冷至 60～70℃倒入上述平皿内，与菌液均匀混合，静置待凝。
3. 用打孔器在琼脂上打孔 4 个，孔距 15～20mm。
4. 用吸管分别取溶菌酶标准液、生理盐水、唾液 2 份于孔内。
5. 将平皿放入 37℃温箱内孵育 15～18h。

【结果】

观察孔周围溶菌环的直径。环的大小与溶菌酶的含量成正比。

二、中性粒细胞吞噬作用试验

【原理】

中性粒细胞具有吞噬功能，当与颗粒物质（如葡萄球菌）混合孵育一定时间后，颗粒物质被吞噬。根据吞噬率和吞噬指数可反映该细胞的吞噬功能。

【材料】

2％枸橼酸钠、葡萄球菌菌液（9×10^7/ml）、采血针、乙醇棉球、干棉球、瑞氏染液、微量细胞培养板等。

【方法】
1. 于微量细胞培养板孔内加 1 滴（约 $50 \mu l$）枸橼酸钠溶液。
2. 消毒耳垂部位，采血针刺入，用干棉球擦去第一滴血。用手挤压耳垂，用含抗凝剂的血红蛋白吸管吸出血液约 $100 \mu l$，即刻与枸橼酸钠溶液混匀。
3. 向孔内加葡萄球菌溶液 2 滴（约 $100 \mu l$）混匀。置 37℃恒温箱，分别于 10min、20min、30min 取标本作一推片，自然干燥。
4. 加瑞氏染液数滴，一分钟后加等量蒸馏水，混匀染色 5min，蒸馏水冲洗，晾干后用油镜检查。

【结果】

油镜观察，计数 200 个中性粒细胞，并分别记下吞噬细菌的吞噬细胞数及被吞噬的细菌总数。计算吞噬率和吞噬指数。

$$吞噬率 = \frac{200\ 个中性粒细胞中吞噬细菌的中性粒细胞数}{200} \times 100\%$$

$$吞噬指数 = \frac{200\ 个中性粒细胞中吞噬细菌的总数}{200\ （中性粒细胞）}$$

三、巨噬细胞吞噬作用试验

【原理】

巨噬细胞对颗粒性异物有很强的吞噬功能。当鸡红细胞被注入小鼠腹腔时，会被小鼠中的巨噬细胞吞噬。取小鼠腹腔液涂片染色，显微镜下可见到鸡红细胞被吞噬的现象。计算吞噬率和吞噬指数可判断巨噬细胞的吞噬功能。

【材料】

小白鼠、1％鸡红细胞、6％淀粉溶液、瑞氏染液、无菌注射器、动物解剖用具等。

【方法】

1. 用注射器吸 6％淀粉溶液 1ml 注入小白鼠腹腔。

2. 次日重复注入淀粉溶液 1ml，经 1h 后再腹腔注入鸡红细胞 1ml。

3. 30min 后将小白鼠颈椎脱臼处死，取腹腔液涂片，自然干燥后瑞氏染色（先加瑞氏染液数滴染 1min，后加等量蒸馏水混染 5min），镜检观察。

【结果】

镜下可见巨噬细胞呈蓝色，被吞噬的鸡红细胞呈椭圆形，胞浆红色而核蓝色。油镜下随机观察 100 个巨噬细胞，计数吞噬有鸡红细胞的巨噬细胞数和被吞噬的鸡红细胞总数。

$$吞噬百分率 = \frac{吞噬鸡红细胞的吞噬细胞数}{100} \times 100\%$$

$$吞噬指数 = \frac{巨噬细胞吞噬鸡红细胞总数}{100}$$

（张佳伦）

实验九　细菌的致病性

【目的】
1. 学习动物实验性感染的常用方法及解剖操作技术。
2. 了解内毒素对动物的致病作用及测定内毒素方法。

一、实验动物感染方法

【材料】
小白鼠、无菌注射器、干棉球、碘酒、酒精棉球。

【方法】

1. 小白鼠腹腔接种法　将小鼠固定于手掌内，腹部向上，头部略向下垂。消毒腹股沟及左下腹部皮肤，用无菌注射器以无菌操作方法吸取肺炎链球菌培养液，针头经腹股沟处平行刺入皮下，然后向下斜行通过腹肌进入腹腔，注射量 0.5～1ml。

2. 小白鼠皮下接种法　将小鼠固定于手掌内，头部向下，用碘酊、乙醇消毒腹股沟处皮肤，注射时轻轻捏起皮肤，然后将针头斜向刺入并将接种物 0.5～1ml 缓慢注入，可见注射局部呈片状隆起表示已注入皮下。

3. 小白鼠肌肉接种法　将小鼠固定于手掌内，头部向下，用碘酊、乙醇消毒腿部皮肤，用注射器吸取接种物 0.5ml，自大腿内侧由下而上斜刺入肌肉内，将接种物缓慢注入。

4. 小鼠尾静脉接种法　用碘酒、酒精消毒鼠尾，用左手捏住鼠尾根部，右手持注射器选择较为明显的尾静脉平行刺入，将针头推进少许，左手指将针头与鼠尾一起捏住，以防针头脱出，缓慢注入 0.5～1ml 接种物。注射完毕，用棉球压住伤口片刻。

【注意事项】

1. 小鼠的捉拿　右手轻牵鼠尾，使其爬行于粗糙物面上，以左手拇指和示指捏住小鼠两耳及颈部皮肤，用小指与环指夹住鼠尾并将其后腿压于小指及手掌之间，鼠体被固定在左手掌间。

2. 注射器吸取菌液后，如需排除气泡应注意：将注射器针头朝上，使气泡上升，在针头上裹以消毒棉球，然后轻轻推出，须避免菌液四溅，特别注意防止眼结膜感染。

二、感染动物尸体解剖与病原学检查

实验动物接种细菌后，应每日观察 1～2 次，按试验要求做好试验观察记录。实验动物经接种死亡后应尽快解剖，解剖时取组织器官进行细菌培养、涂片染色，必要时做组织切片检查。解剖前对感染微生物之特性应预先有所了解，若为烈性病原菌感染而死亡的动物，进行解剖时，必须严格遵守各种防护规定，严格隔离消毒，以避免污染周围环境。

【材料】
无菌剪刀、手术刀、镊子、蜡盘、大头针。

【方法】

1. 胸腹腔解剖

(1) 固定动物：将尸体以 3％甲酚皂溶液消毒，置于铺有纸张的蜡盘上，胸腹向上，四肢伸展，用大头针固定四肢。若动物解剖的目的是为了分离细菌，解剖所用器械均应无菌，并按无菌操作过程进行，每解剖开某一组织层次，应更换解剖器械，以减少污染。

(2) 剪开皮肤：用镊子提起耻骨联合部皮肤，用剪刀剪一小口，然后用剪刀的尖端由小口中伸入，沿中线至下颌处将皮肤剪开（注意勿将肌肉层剪破），再向四肢剪开，剥离皮下组织，使皮肤向左右两侧翻转，并以大头针固定。露出整个胸腹部，检查皮下组织及腹股沟、腋下淋巴结有无出血点、充血、肿胀、粘连等病变。

(3) 打开腹腔：用镊子将腹壁提起，更换剪刀自横膈处沿正中线向耻骨处剪开腹膜（注意勿伤及肠管及血管），并在其两侧做直角切口，再将腹膜翻转两侧，观察腹腔各脏器，特别是肝、脾有无肉眼可见之病变。将肝、脾、肾取出，先取标本，后取材压片或涂片染色检查。如腹腔渗出液较多，打开腹腔前，应以灭菌毛细吸管或注射器穿过腹膜吸取腹腔液供培养或直接涂片检查。

(4) 切开胸腔：以剪刀沿两侧肋软骨分别向上剪开，将胸骨向上翻起，检查胸部各组织脏器有无病变，并取心血、心肺组织做培养及涂片检查。

2. 实验动物颅内解剖　沿头部正中线剪开皮肤，露出颅顶骨，用无菌剪刀剪开头骨，取出鼠脑，置于无菌平皿内再作进一步检查。

实验动物组织若需作组织切片检查，检材应立即浸入 10％甲醛液内固定。

实验动物解剖完毕，将动物尸体用垫在蜡盘上的纸包好，予以焚烧或进行高压灭菌，所用器械均应消毒，实验台用 5％甲酚皂溶液进行擦洗。

三、细菌内毒素的检测及致病作用

(一) 细菌内毒素的检测——鲎试验

【原理】

鲎是一种冷血动物，其血液及淋巴中有一种有核变形细胞，胞浆内有 20～30 个致密大颗粒，内含凝固酶原及凝固蛋白原，当内毒素与鲎变形细胞冻融后的溶解物（鲎试剂）接触时，可激活凝固酶原，继而使可溶性的凝固蛋白原变成凝胶状态的凝固蛋白，即内毒素可使鲎试剂变成凝胶状态，呈阳性反应。利用这种反应检测微量的内毒素。

【材料】

内毒素检测试剂盒（标准内毒素、鲎试剂、无热源生理盐水、无菌蒸馏水）、待检物（血液、细菌培养上清液或注射剂等）、1ml 无菌吸管、37℃水浴箱等。

【方法】

1. 打开三安瓿鲎试剂，各加 0.1ml 无热原质生理盐水使之溶解。

2. 分别取 0.1ml 标准内毒素（阳性对照）、无菌蒸馏水（阴性对照）、待检物，各加入一鲎试剂安瓿中。

3. 轻轻摇匀，垂直放于 37℃温箱中，1h 后观察结果。

【结果判定】

2+：形成牢固凝胶，倒持安瓿凝胶不动。

+：形成凝胶，但不牢固，倒持安瓿凝胶能动。

－：不形成凝胶。

（二）细菌内毒素的致热作用

【原理】

大多数革兰氏阴性菌可产生内毒素，并在菌体死亡裂解后释放，其有多种生物学效应。内毒素作为外源性致热原，可刺激白细胞等释放内源性致热原，作用于体温中枢，引起机体发热。

【材料】

家兔2只、伤寒杆菌内毒素、体温计（肛表）、生理盐水、无菌注射器、碘酒、酒精棉球等。

【方法】

1. 取家兔2只，分别测量家兔的基础体温。测量方法如下：用酒精棉球消毒体温计，于其尖端涂抹少量凡士林；将家兔放于实验台上，用手臂将其头部夹在肘内，一手提着尾巴，另一手把肛表轻轻插入肛门内测量；3min后取出肛表，观察记录。家兔正常体温38.5～40℃。

2. 用无菌注射器抽取伤寒沙门菌内毒素0.5～1ml，注入家兔耳静脉，另一只用同法注射等量生理盐水，作为正常对照。

3. 注射后每隔30min分别测量两兔的体温，记录体温变化情况，分析实验结果。

（张秀华）

实验十　病原性球菌

病原性球菌中常见的细菌有革兰氏阳性的葡萄球菌、链球菌、肺炎链球菌及革兰氏阴性的脑膜炎奈瑟菌、淋病奈瑟菌等。不同的细菌，它们的菌体形态及排列情况各不相同，有些细菌还可以有荚膜，有些细菌还可以产生颜色各异的色素。在含血琼脂培养基上，不同的细菌的菌落也各不相同，不同的细菌还可以产生大小、颜色不同的溶血环。以上的这些均可以作为病原性球菌鉴别的依据。

一、常见病原性球菌的形态学和培养特性观察

【目的】

认识病原性球菌的形态、染色性及培养特性。

【内容】

1. 观察革兰氏阳性的葡萄球菌、链球菌、肺炎链球菌及革兰氏阴性的脑膜炎奈瑟菌的革兰氏染色示教片在油镜下的形态和排列情况。

2. 观察肺炎链球菌经过荚膜染色后，在油镜下荚膜的形态及位置。

3. 观察金黄色葡萄球菌、表皮葡萄球菌、链球菌、肺炎链球菌及脑膜炎奈瑟菌在血琼脂平板培养基上的菌落特征。

【材料】

1. 葡萄球菌、链球菌、肺炎球菌及革兰氏阴性的脑膜炎奈瑟菌的革兰氏染色示教片。

2. 肺炎球菌荚膜染色示教片。

3. 金黄色葡萄球菌、表皮葡萄球菌、甲型溶血性链球菌、乙型溶血性链球菌、肺炎链球菌及脑膜炎奈瑟菌血琼脂平板。

【方法】

1. 油镜下观察葡萄球菌、链球菌、肺炎链球菌、脑膜炎奈瑟菌革兰氏染色示教片，注意它们的染色特性、形态和排列，并注意观察脑膜炎奈瑟菌在中性粒细胞内外的情况和肺炎球菌的荚膜（荚膜染色）。

2. 菌落特性观察　观察金黄色葡萄球菌、表皮葡萄球菌在血琼脂平板上的菌落特征，重点观察菌落的颜色及溶血性。观察甲型溶血性链球菌、乙型溶血性链球菌、肺炎链球菌在血琼脂平板上的菌落特征，重点观察溶血性。

【结果】

1. 油镜下形态

（1）葡萄球菌为直径 $0.5 \sim 1.5\mu m$ 的圆形或卵圆形形态，排列呈葡萄串状，也可单独散在排列，革兰氏染色阳性。

（2）链球菌和肺炎球菌为直径 $0.5 \sim 1.0\mu m$ 卵圆形革兰氏阳性球菌，肺炎链球菌多成双排列，尖端向外，宽端相对。其他链球菌多排列成链状，也可单独散在排列。

（3）脑膜炎奈瑟菌为革兰氏阴性球菌，直径为 $0.6 \sim 0.8\mu m$，呈肾形或豆形，成双排列，平坦面相对。

（4）肺炎球菌荚膜染色后，菌体与背景为紫色，荚膜为无色或淡蓝色，围绕在菌体周围。如果有 2 个或 2 个以上菌体连在一起，则荚膜围绕在细菌集团的周围。

2. 菌落特征

（1）葡萄球菌在血琼脂平板培养 18～24h 后，菌落呈 2～3mm 直径，金黄色、白色或柠檬色等不透明的、圆形凸起、边沿整齐、表面光滑的菌落；金黄色葡萄球菌的菌落周围有完全透明的溶血环。

（2）链球菌和肺炎链球菌在羊血琼脂平板培养基上培养 18～24h 后，菌落为 0.5～2mm 直径，圆形凸起、半透明、表面光滑、边缘整齐的菌落。甲型溶血性链球菌的菌落周围可出现较窄的草绿色溶血环（α 溶血）；乙型溶血性链球菌的菌落周围可出现较宽的完全透明的溶血环（β 溶血）；丙型链球菌无溶血环。肺炎链球菌的溶血环和甲型溶血性链球菌一样为 α 溶血，但是该菌可以产生自溶酶，故延长培养时间，菌落中央可出现脐凹。

（3）脑膜炎奈瑟菌在血琼脂平板培养基上的菌落为直径 1～2mm，光滑、半透明、湿润菌落。

二、血浆凝固酶试验

【目的】

了解血浆凝固酶试验方法和意义。

【原理】

多数致病性葡萄球菌能产生血浆凝固酶，而致病性较弱或非致病菌一般不产生。所以血浆凝固酶试验是鉴别葡萄球菌致病性强弱的指标之一。葡萄球菌产生的血浆凝固酶有两种，一种是结合在细菌的细胞壁上的结合型血浆凝固酶，另一种是游离型血浆凝固酶，产生后分泌到菌体外。两种血浆凝固酶均可以使血浆中可溶的纤维蛋白原转变成为固态的纤维蛋白，从而使血浆凝固。结合型血浆凝固酶用玻片法检测，游离型血浆凝固酶用试管法检测。

【材料】

1. 菌种　金黄色葡萄球菌、表皮葡萄球菌在普通琼脂培养基上的培养物（或 18～24h 的肉汤培养物）。

2. 兔（或人）血浆、生理盐水等。

【方法】

1. 玻片法　检测结合型凝固酶。

（1）在玻片的左右两端各加 1 滴无菌生理盐水（或蒸馏水）。

（2）用接种环分别取金黄色葡萄球菌和表皮葡萄球菌菌落，置于生理盐水（或蒸馏水）中，制成均匀的浓菌悬液，观察有无自凝现象。

（3）在细菌悬液内加入兔血浆一接种环，混匀，并轻轻摇动玻片。观察结果，肉眼见白色凝块沉淀出现为凝集。

2. 试管法　可以检测结合型凝固酶和游离型凝固酶。

（1）用生理盐水将血浆 4 倍稀释，在 2 支无菌试管内各加入 0.5ml。

（2）分别挑取金黄色葡萄球菌和表皮葡萄球菌 3 接种环，置于稀释血浆中，仔细研磨，制成均匀的浓菌悬液。

（3）置37℃水浴，1～4h观察结果，注意不要震动或摇动，以免破坏凝固的血浆，凝固者为阳性。若阴性可继续37℃孵育24h再观察，仍不凝者为阴性。试验应同时作阳性、阴性对照。

【结果】

1. 玻片法

（1）20s内显著凝集，为阳性。

（2）20s～1min后才出现颗粒或凝块为迟缓阳性。

（3）1min后出现颗粒为可疑，应重复试验；若结果相同，需通过试管试验法确定。

（4）菌悬液保持均匀无变化为阴性，在报告结果以前，需进行试管试验法来确定。

2. 试管法

（1）出现凝块或明显的纤维蛋白丝状物为阳性。

（2）悬液保持均匀，不出现凝块，与未接种一样为阴性。

【思考题】

结合型和游离型血浆凝固酶检测方法是什么，如何观察结果？

三、透明质酸酶试验

【目的】

了解链球菌的致病物质之一——透明质酸酶，以及它的致病作用和特点。

【原理】

透明质酸是链球菌产生的致病物质之一，它可以降解细胞间质的透明质酸基质。使组织变疏松，有利于感染的扩散。

【材料】

家兔1只，链球菌血清肉汤24～48h的培养物1支（也可以用商品化的透明质酸酶代替），未接种细菌的无菌肉汤1支，美兰溶液，无菌注射器1支。

【方法】

取家兔1只，剃去两侧背部的毛，约10cm×10cm大小，常规消毒。将链球菌肉汤培养物经3000r/min，离心30min，吸取1ml上清液于无菌试管中，加入美兰溶液1ml，混匀后用无菌注射器吸取0.2ml注射入家兔的皮内，呈一皮丘；另一侧注射等量美兰和未接种细菌的无菌肉汤的混合液0.2ml，作为对照。注射后30～60min内观察结果。

【结果】

比较两侧美兰溶液在家兔皮内扩散的范围，含透明质酸酶的一侧的皮丘直径应大于对照侧2倍以上。

【思考题】

联系本试验谈谈为什么链球菌感染容易扩散，而葡萄球菌感染易局限化？

（朱树国　张业霞）

实验十一　肠道杆菌

【目的】

1. 了解肠道杆菌的形态、培养特性及主要生化反应结果。

2. 了解粪便中致病性肠道杆菌的分离鉴定程序及方法。

3. 学习肥达试验的操作方法并初步掌握其结果的分析。

【内容】

一、肠道杆菌培养特性观察

1. 以无菌接种环取大肠埃希菌、痢疾志贺菌和肖沙门菌分别接种于中国蓝、麦康凯及 SS 平板上，37℃培养 18～24h，观察在上述培养基上的生长情况及菌落特点（表 2-11-1）。

表 2-11-1　肠道杆菌的培养特性

细菌名称	中国蓝平板	麦康凯	SS
大肠埃希菌	蓝色、不透明、较大菌落	红色不透明、较大菌落	大部分被抑制或红色菌落
痢疾志贺菌	无色或淡红色、半透明较小菌落	无色、半透明较小菌落	无色或淡黄色、半透明菌落
肖沙门菌	无色或淡红色、半透明较小菌落	无色、透明较小菌落	中心为黑色的小菌落

2. 将普通变形杆菌接种于普通琼脂平板上，37℃培养 18～24h，观察迁徙生长现象。

二、肠道杆菌生化反应观察

将大肠埃希菌、痢疾志贺菌和肖沙门菌分别接种于 KIA 及 MIU 培养基中，37℃培养 18～24h 后观察结果，见表 2-11-2。

表 2-11-2　肠道杆菌主要生化反应

细菌	生化反应 KIA				生化反应 MIU		
	斜面	底层	气体	H_2S	动力	靛基质	尿素酶
大肠埃希菌	A	A	+	-	+	+	-
痢疾志贺菌	K	A	-	-	-	-	-
伤寒沙门菌	K	A	-	-	+	-	-
肖沙门菌	K	A	+	+	+	-	-

注：A：产酸，K：产碱，＋：阳性，－：阴性。

三、荧光菌球试验

【原理】

荧光菌球试验是一种免疫荧光快速诊断技术，可用以检测粪便中肠道致病菌。其原理是在细菌培养液（胰蛋白胨水）中加一定量荧光抗体，然后接种粪便标本，若粪便中有相应病原菌时，抗体即与之结合而凝集，凝集后细菌并不死亡，继续繁殖而集合成团，在荧光显微镜下呈现一团绒球样荧光，从而可作出判断。

【材料】

福氏志贺菌荧光抗体、福氏志贺菌 12h 液体培养物、2％胰蛋白胨水、洁净凹载玻片、无菌吸管、湿盒。

【方法】

取福氏志贺菌液体培养物接种于含一定量福氏志贺菌荧光抗体的碱性蛋白胨水中，37℃培养 6～8h，取培养物 1 滴置于载玻片上，盖玻片压片，用荧光显微镜观察结果。

【结果】

荧光显微镜下可见大而发亮、结构疏松、周围似卷发状荧光菌球。一般急性病例判定结果时，荧光菌球须在数个以上。

四、肥达试验

【原理】

人体感染伤寒或副伤寒沙门菌后，能产生与这些细菌起特异性反应的抗体，这种抗体可用已知抗原测定。本试验就是用已知的伤寒沙门菌 O、H、甲型、乙型副伤寒沙门菌及肖沙门菌 H 抗原与病人血清作定量凝集试验，以测定病人血清中相应的抗体作为伤寒、副伤寒的辅助诊断。

【材料】

疑似伤寒或副伤寒患者血清，伤寒沙门菌"O"抗原和"H"抗原、甲型副伤寒沙门菌"H"抗原（PA）、肖沙门菌"H"抗原（PB）、小试管、试管架、1ml 吸管、5ml 吸管、水浴箱等。

【方法】

1. 取洁净试管 8 支，排列于试管架上，依次编号；于各试管中均加入生理盐水 0.5ml。

2. 吸取 1∶10 稀释的被检血清 0.5ml，加入第一管中，充分混合，吸出 0.5ml 放入第二管；混合后取出 0.5ml 于第三管……如此直至第七管，混匀后吸出 0.5ml 弃去。第八管不加血清，作为生理盐水对照。第一管至第七管的血清初始稀释度为：1∶20、1∶40、1∶80、1∶160、1∶320、1∶640、1∶1280。这种稀释方法称为连续倍比（2 倍）稀释法，是免疫学试验中常用的一种稀释方法。

3. 每管加入诊断菌液 0.5ml，此时每管内的血清稀释度又增加了一倍。

按表 2-11-3 操作。

表 2 - 11 - 3　肥达试验操作方法

	试验管（每管 0.5ml 稀释血清）						对照管
	1 : 20	1 : 40	1 : 80	1 : 160	1 : 320	1 : 640	生理盐水 0.5ml
O 抗原	0.5	0.5	0.5	0.5	0.5	0.5	0.5
H 抗原	0.5	0.5	0.5	0.5	0.5	0.5	0.5
PA 抗原	0.5	0.5	0.5	0.5	0.5	0.5	0.5
PB 抗原	0.5	0.5	0.5	0.5	0.5	0.5	0.5
血清最终稀释度	1 : 40	1 : 80	1 : 160	1 : 320	1 : 640	1 : 1280	-

振荡片刻，置 45℃ 水浴箱中 2h 或 37℃ 水浴箱中 4h，取出置室温过夜，次日观察并记录结果。

【结果判断】

判断凝集试验的结果，要有良好的光源和黑暗的背景，先不振摇，观察管底凝集物和上清浊度。然后轻轻摇动试管，注意观察凝集颗粒的松软、大小、均匀度等性状及液体的混浊程度。

1. 盐水对照管应无凝集现象，轻轻摇动试管，细菌分散均匀混浊。

2. 在试验管，伤寒沙门菌 O 抗原凝集物呈颗粒状沉于管底，轻摇时不易开起和离散。H 抗原凝集物呈絮状，疏松而大块地沉于管底，轻摇易开起和离散。根据凝集程度以"＋"表示反应的强弱。

"4＋"很强，细菌全部凝集，凝块完全沉于管底，液体澄清。

"3＋"强，细菌大部分凝集，液体稍混浊。

"2＋"中等强度，细菌部分凝集，液体较混浊。

"＋"弱，仅少量细菌凝集，液体混浊。

"-"不凝集，液体混浊度与对照管相同。

3. 血清抗体效价判定，以出现"2＋"凝集反应的血清最高稀释倍数作为待检血清中抗体效价。

【注意事项】

1. 抗原抗体比例适当时才能出现肉眼可见的反应。一般情况下，随着血清浓度的逐渐稀释，凝集反应越来越弱。但在抗体浓度过高时，反无凝集现象出现，此为前带现象。出现该情况时，须加大抗体稀释度重新试验。

2. 注意温度、电解质、振摇对试验结果的影响。抗原抗体加入后，要充分混匀，以增加抗原抗体的接触。

本试验是一种经典的定量凝集试验，敏感性不高，但操作方法简单，至今仍在使用。

【结果分析】

肥达反应结果的判断必须结合临床症状、病期及地区情况。

1. 正常凝集价　正常人血清中含有一定量的沙门菌抗体，正常人的凝集价可因不同地区而有差异。一般认为，伤寒沙门菌 O 抗体凝集价在 1：80 以上，H 抗体在 1：160 以上，引起副伤寒的沙门菌凝集价在 1：80 以上才有诊断意义。

2. 病程　抗体在发病一周后出现，以后逐渐增加。所以，采血时间不同，肥达反应的阳性率也不相同。发病第 1 周 50%，第 2 周 80%，第 3 周 90%，恢复期凝集价最高，以后逐渐转阴。

3. H 与 O 抗体的区别　感染伤寒沙门菌后，O 抗体（IgM）出现较早，维持时间短（几个月）；H 抗体（IgG）出现较晚，维持时间较长（可长达数年）。若 H 与 O 凝集价均超过正常值，则伤寒感染的可能性很大，若二者均低，则感染的可能性很小。但若 H 凝集价高而 O 低于正常值，则可能是以往预防接种的结果或非特异性回忆反应。若 O 凝集价高而 H 凝集价低，则可能是感染早期或沙门菌属中其他细菌感染引起的交叉反应。

4. 确诊为伤寒的患者中，约有 10% 的患者始终为阴性，故阴性结果不能排除伤寒的诊断。

五、粪便中致病性肠道杆菌的一般检验程序

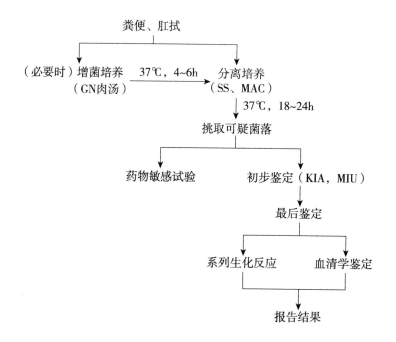

【思考题】

1. 在 MAC 或 SS 培养基上如何判定可疑菌落？

2. 志贺菌和沙门菌在 KIA 培养基上的生化反应有何区别？

3. 肥达试验中为什么要用"O""H""PA""PB"四种抗原？

4. 如何分析肥达试验的结果？

（张佳伦　张思英）

实验十二　细菌的生化反应

【目的】

1. 了解细菌各种生化反应的原理、方法、步骤、结果判断及用途。

2. 要求熟悉常见细菌生化反应试验的名称。

一、糖发酵试验

【原理】

不同细菌含有不同的糖分解酶，因此分解糖的能力不同，有的产酸，有的尚有气体形成。检查细菌对加在基础培养基中的特殊的糖发酵（降解）后产酸或产酸产气的能力，可协助鉴别细菌，尤其在肠道细菌的鉴定中经常使用，有助于细菌的种、属鉴定。

【材料】

1. 菌种　大肠埃希菌和伤寒沙门菌的琼脂斜面培养物各 1 支。

2. 培养基　葡萄糖、乳糖、麦芽糖、甘露糖和蔗糖发酵管各 2 支。每支管中放置一个倒置的杜汉（Durham）发酵小管，以测定气体产生（也可使用商品化的微量发酵管进行实验）。

【方法】

1. 将上述两种细菌分别接种葡萄糖、乳糖、麦芽糖、甘露糖和蔗糖发酵管中。

2. 置 37℃温箱中培养 18～24h，观察结果。

【结果】

观察结果时，首先确定细菌是否生长，细菌生长则培养基呈浑浊。再确定细菌对糖类分解情况，如发酵糖类产酸，则培养基中指示剂（酚红或溴甲酚紫）变为黄色，可用"＋"号表示。如发酵糖类后产酸又产气时，则培养基除变黄色外，在倒置的杜汉发酵小管中可有气泡出现，可用"⊕"表示。如细菌不分解该糖时，则指示剂不变色，培养基变浑浊，倒置的杜汉发酵小管中无气泡，以"⊖"表示之。

二、甲基红试验

【原理】

该试验可检查细菌发酵葡萄糖产生并保持稳定的酸性终末产物和克服培养基中缓冲体系的能力。这是一个检查某些细菌比其他细菌能够产生更多酸的定性试验（pH 测定）。

某些细菌分解葡萄糖产生丙酮酸，丙酮酸继续被分解，则可产生甲酸、乙酸、琥珀酸、乳酸等，这样使培养基的 pH 降至 4.5 以下，这时加入甲基红（MR）指示剂呈红色。若细菌分解葡萄糖产酸量少，或产生的酸进一步转化为其他物质（如：醇、酮、醛、气体和水等），则培养基的酸度仍在 pH6.2 以上，故加入甲基红指示剂呈黄色。本试验常用于鉴定大肠埃希菌（＋）与产气肠杆菌（-）、阴沟肠杆菌（＋）和克雷伯菌属（一般为-）、耶尔森菌属（＋）。也可用于鉴定单核细胞增生李斯特菌（＋）。

【材料】

1. 菌种　大肠埃希菌、产气肠杆菌斜面琼脂斜面培养物各 1 支。

2. 培养基　葡萄糖蛋白胨水培养基 2 支。

3. 甲基红试剂（pH 感应界为 4.4～6.0，色调变更由红→黄）1 瓶。

【方法】

1. 将大肠埃希菌、产气肠杆菌分别接种于葡萄糖蛋白胨水培养基中，37℃培养 48h。

2. 分别滴入甲基红试剂 2～3 滴，观察结果。

【结果】

阳性：培养基呈红色，用"＋"表示。阴性：培养基呈黄色，用"–"表示。本试验中大肠埃希菌为"＋"，产气肠杆菌为"–"。

【注意事项】

细菌的培养时间不应少于 48h，若过早地进行结果判定，则常出现模棱两可的或假阳性的结果，因 MR 阴性菌还没有足够的时间对葡萄糖发酵积聚的最初酸性产物进行完全代谢。所以假如仅孵育 18～24h，所有结果均有可能为 MR 阳性。

三、吲哚试验

【原理】

有些细菌具有色氨酸酶，能分解蛋白胨中的色氨酸生成吲哚（即靛基质）。吲哚无色，不易观察，加入吲哚试剂后，试剂中的对二甲基氨基苯甲醛与吲哚结合，生成红色的玫瑰吲哚，易于观察。主要用于肠杆菌科细菌的鉴别。

【材料】

1. 菌种　大肠埃希菌、产气肠杆菌斜面琼脂斜面培养物各 1 支。

2. 培养基　蛋白胨水培养基（加入 1％色氨酸的效果更佳）2 支。

3. 吲哚试剂 1 瓶。

【方法】

1. 将大肠埃希菌、产气肠杆菌分别接种于蛋白胨水中，37℃培养 24～48h，备用。

2. 取出培养物后，沿管壁加入吲哚试剂数滴，即刻观察结果。

【结果】

阳性：两液接触面出现玫瑰红色环，用"＋"表示。阴性：两液接触面仍为黄色，用"–"表示。本试验中大肠埃希菌为"＋"，产气肠杆菌为"–"。

【注意事项】

1. 若用 24h 培养物检测吲哚的产生，建议取出 2ml 来做试验。24h 后出现阳性反应，表示试验成功。若 24h 的培养物是阴性，剩余的培养物应继续孵育 24h 后再行试验。

2. 蛋白胨中色氨酸含量与实验结果密切相关，蛋白胨肉汤做吲哚试验时，要用已知吲哚阳性菌做试验，以检查蛋白胨是否含有足够的色氨酸适合吲哚的产生，同时检查最适孵育时间。如果加入 1％的色氨酸或采用含色氨酸量高的胰酪胨做吲哚试验效果更佳。

3. 不要用含葡萄糖的蛋白胨水培养基来检查吲哚。因产生吲哚的细菌都能发酵糖类，通过氧化过程利用糖类的细菌是不能产生吲哚的。葡萄糖发酵产生的高酸度，可阻止细菌生长或抑制酶活性。

四、硫化氢试验

【原理】

某些细菌具有半胱氨酸酶，能分解培养基中的含硫氨基酸（如胱氨酸和半胱氨酸）生成硫化氢，硫化氢是一种无色气体，与培养基中的醋酸铅或硫酸亚铁作用生成黑色的硫化铅或硫化亚铁沉淀。黑色沉淀越多，表示生成的硫化氢量也越多。在肠杆菌科细菌的鉴别中具有重要作用。

$$COOH \cdot CHNH_2 \cdot CH_2S \cdot SCH_2 \cdot CHNH_2 \cdot COOH + H_2 + 4H_2O \rightarrow H_2S + 2NH_3 + 2CH_3COOH + 2HCOOH$$

脱氨酸　　　　　　　　　　　　　硫化氢

$$H_2S + Pb(CH_3COO)_2 \rightarrow PbS\downarrow + 2CH_3COOH$$

醋酸铅　　硫化铅（黑色）

$$H_2S + FeSO_4 \rightarrow FeS\downarrow + H_2SO_4$$

硫化亚铁（黑色）

【材料】

1. 菌种　大肠埃希菌、普通变形杆菌斜面琼脂斜面培养物各 1 支。

2. 培养基　硫酸亚铁琼脂培养基 2 支。

【方法】

将上述菌株穿刺接种到培养基中，经历 37℃ 24h 培养后，观察结果。

【结果】

培养基呈黑色为阳性（普通变形杆菌），用"＋"表示。不变黑色为阴性（大肠埃希菌），用"-"表示。

【注意事项】

如果主要目的是观察细菌产生硫化氢的情况，尽量不要选用含蔗糖的三糖铁培养基，因为蔗糖的利用有抑制产生硫化氢酶活性的作用。

五、V－P 试验

【原理】

V－P（Voges－Proskauer）试验是检查葡萄糖代谢产生的中性最终产物乙酰甲基甲醇。细菌在葡萄糖代谢中生成中间代谢产物丙酮酸，随细菌种类不同，丙酮酸的代谢途径有多种，使其进一步分解的最终产物有所不同。某些细菌如产气肠杆菌具有丙酮酸脱羧酶，可使分解葡萄糖后产生的丙酮酸脱羧生成中性的乙酰甲基甲醇，后者在碱性条件下，可被空气中的 O_2 氧化成二乙酰，二乙酰可与培养基中精氨酸的胍基起作用，生成红色化合物。常用于肠杆菌科细菌的鉴别。

【材料】

1. 菌种　大肠埃希菌、产气肠杆菌斜面琼脂斜面培养物各 1 支。

2. 培养基　葡萄糖蛋白胨水培养基 2 支。

3. V－P 试剂　1 套（A 液和 B 液）。

【方法】

1. 将大肠埃希菌、产气肠杆菌分别接种于上述培养基中，置 37℃ 培养 24～48h 后，备用。

2. 分别取 2ml 培养物，加入 A 液（6％α-萘酚乙醇溶液）1ml，再加入 B 液（40％氢氧化钾溶液）0.2ml，充分振荡，室温下静置 5～10min 观察结果。

【结果】

呈红色反应为阳性（如产气肠杆菌）；如无红色出现，需要置 37℃ 4h，仍无红色反应者为阴性（如大肠埃希菌）。

【注意事项】

1. 牛肉浸液肉汤不能用作该试验的培养基，因为在肌肉提取物中含有乙酰甲基甲醇、双乙酰和其他有关物质，会产生假阳性试验结果。

2. 加入 V - P 试剂的次序是非常重要的。首先加入 α - 萘酚，然后加入 KOH 溶液。加入试剂的顺序颠倒可产生弱阳性或假阴性结果。

3. 要准确地加入 0.2ml 40％ KOH 溶液，不能超过此量。因若 KOH 过多，它可与 α - 萘酚反应出现类似铜的颜色，从而使 V - P 弱阳性反应不易被发现。

六、枸橼酸盐利用试验

【原理】

枸橼酸盐培养基不含任何糖类，枸橼酸盐为唯一碳源、磷酸二氢铵为唯一氮源。当有的细菌（如产气肠杆菌）能利用铵盐作为唯一氮源，并能同时利用枸橼酸盐作为唯一碳源时，便可在此培养基上生长，分解枸橼酸钠，使培养基变碱，培养基中的溴麝香草酚蓝指示剂由绿色变为深蓝色。

【材料】

1. 菌种　大肠埃希菌、产气肠杆菌斜面琼脂斜面培养物各 1 支

2. 培养基　枸橼酸盐培养基 2 支。

【方法】

将细菌分别接种于上述培养基斜面上，于 37℃培养 1～4 天，每日观察结果。

【结果】

培养基斜面上有细菌生长，而且培养基变蓝色为阳性（如产气肠杆菌）；无细菌生长，培养基颜色不变，保持绿色为阴性（大肠埃希菌）。

【注意事项】

接种细菌时不要将其他含糖的培养基带入枸橼酸盐培养基，以免造成假阳性结果。

七、氧化酶试验

【原理】

某些细菌（如脑膜炎奈瑟菌、铜绿假单胞菌等），具有氧化酶，能将盐酸二甲基对苯二胺或盐酸四甲基对苯二胺氧化成紫红色的醌类化合物。

【方法】

用滤纸条蘸取被检菌落少许，用滴管吸取氧化酶试剂，滴加于滤纸条菌落上（或直接将试剂滴加于培养皿菌落上）。

【结果】

阳性者立刻出现红色，继而逐渐加深（如加的试剂是盐酸四甲基对苯二胺，阳性呈蓝色），阴性不变色。脑膜炎奈瑟菌、铜绿假单胞菌为阳性；肠杆菌科细菌为阴性。

八、过氧化氢酶试验（触媒试验）

【原理】

有些细菌具有过氧化氢酶，能分解过氧化氢，释放出初生态氧，生成氧分子而出现

气泡。

【方法】

挑取固体培养基上的待检菌落，置于洁净玻片上，滴加 3% 过氧化氢溶液数滴，观察结果。

【结果】

于 1min 内有大量气泡产生者为阳性，不产生气泡者为阴性。金黄色葡萄球菌阳性，链球菌阴性。

九、克氏双糖铁复合试验（KIA）

【原理】

克氏双糖铁培养基用酚红作指示剂，在酸性时呈黄色，碱性时呈红色。细菌如能发酵乳糖和葡萄糖而产酸产气，则斜面与底层均呈黄色，且有气泡。如只发酵葡萄糖不发酵乳糖，因葡萄糖含量较少（占乳糖量的 1/10），斜面所生成的少量酸可因接触空气而氧化挥发，从而使斜面部分保持原来的红色；底层由于是在相对缺氧状态下，细菌发酵葡萄糖所生成的酸类物质不被氧化挥发而仍保持黄色。如细菌分解蛋白质产生硫化氢，则与硫酸亚铁作用生成黑色的硫化铁，使培养基变黑。

【方法】

将待检菌接种于克氏双糖铁培养基（底层穿刺，上层斜面划线），置 35℃ 培养 24h。

【结果】

如待检菌发酵乳糖和葡萄糖产酸又产气，则上层和底层均呈黄色且有气泡产生；如待检菌只发酵葡萄糖而不发酵乳糖，则底层变黄，上层仍为红色。如底层变黑，说明该细菌能产生硫化氢，生成黑色的硫化铁沉淀。

十、动力、吲哚及脲酶复合试验（MIU）

【原理】

培养基为含尿素、蛋白胨成分的半固体培养基，指示剂为酚红。具有色氨酸酶的细菌能分解蛋白胨中的色氨酸产生吲哚，加入吲哚试剂后，培养基上层的吲哚试剂会变红；具有脲酶的细菌能分解尿素产氨，使整个培养基变碱呈红色；有动力的细菌沿穿刺线扩散生长。

【方法】

将大肠埃希菌和普通变形杆菌穿刺接种于 MIU 培养基，35℃ 孵育 18～24h，观察动力和脲酶反应后，再滴加吲哚试剂。

【结果】

大肠埃希菌动力阳性、吲哚阳性、脲酶阴性；普通变形杆菌动力阳性、吲哚阳性、脲酶阳性。

【思考题】

1. 仅根据一种化学反应的结果，能否将两种不同的细菌区别？为什么？

2. 在观察细菌各种生化反应时应注意什么？

3. 细菌的生化反应有何用途？

（贾昌亭　王文国）

实验十三　弧菌与弯曲菌

【目的】

1. 认识霍乱弧菌、副溶血性弧菌的主要生物学特性。

2. 了解空肠弯曲菌的形态及培养特性。

3. 了解幽门螺杆菌的形态、培养特性及快速鉴定试验。

【内容】

一、弧菌与弯曲菌形态结构和动力观察

1. 观察霍乱弧菌、空肠弯曲菌、幽门螺杆菌革兰氏染色示教片。注意菌体形态、染色特性、排列方式，比较三种细菌之间的相似与不同。

2. 观察霍乱弧菌鞭毛染色示教片，注意鞭毛的位置及数量。

3. 弧菌及弯曲菌动力观察

（1）取霍乱弧菌液体培养物，悬（压）滴法观察动力，观察细菌穿梭样或流星状的运动。

（2）取空肠弯曲菌液体培养物，悬（压）滴法观察动力，观察细菌投镖样或螺旋样的运动。

二、幽门螺杆菌快速诊断试验——尿素酶试验

将胃活检组织标本或一满接种环幽门螺杆菌菌落放入含尿素酶试剂的试管内，置37℃培养6～24h，若试剂由正常的淡黄色变为粉红色，即为阳性，表示有幽门螺杆菌感染；若试剂无变化，则为阴性。

三、霍乱弧菌分离鉴定程序

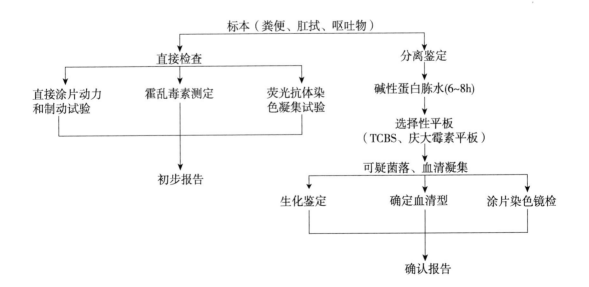

【思考题】

1. 疑似霍乱病人采集、送检标本时应注意什么?

2. 第一例霍乱病人的微生物学检查应进行哪些试验?

3. 培养弯曲菌和幽门螺杆菌的最佳气体环境是什么?

4. 检测幽门螺杆菌常用的方法有哪些?

【附录】

1. 碱性蛋白胨水

（1）成分:

蛋白胨	10g	氯化钠	5g
蒸馏水	1000ml		

（2）制备方法:将上述成分溶解于蒸馏水中,调 pH 为 8.4,分装试管,每管 5～7ml,121.3℃（103.43kPa）灭菌 15min,备用。

（3）用途:用于霍乱弧菌增菌培养。

2. 碱性琼脂平板

（1）成分:pH8.4 牛肉膏汤　　100ml　　琼脂　　2g

（2）制备方法:将琼脂加于牛肉膏汤中加温溶化,调整 pH 至 8.4,煮沸过滤后,高压灭菌 121.3℃（103.43kPa）30min,待冷至 50℃左右倾注平板。

（3）用途:用于分离霍乱弧菌。

（张海燕）

实验十四 厌氧性细菌

【目的】

1. 掌握破伤风梭菌、产气荚膜梭菌、肉毒梭菌的形态特点和培养特性。

2. 掌握"汹涌发酵"试验的原理、方法及意义。

3. 了解厌氧培养法及动物试验。

【材料】

1. 示教片 破伤风梭菌、产气荚膜梭菌、肉毒梭菌形态示教片。

2. 菌种 破伤风梭菌、产气荚膜梭菌、肉毒梭菌菌种。

3. 培养基 庖肉培养基、血液琼脂培养基、溴甲酚紫牛乳培养基。

4. 试剂 焦性没食子酸、10%NaOH。

【内容和方法】

一、厌氧芽胞梭菌形态培养特性观察

1. 破伤风梭菌 镜下见其繁殖体为革兰氏阳性细长杆菌，散在排列；芽胞呈正圆形，位于菌体顶端，直径大于菌体，使芽胞和菌体呈"鼓槌状"；该菌鞭毛为周身鞭毛。

2. 产气荚膜梭菌 镜下检查为革兰氏染色阳性粗大杆菌，两端钝圆，散在或短链状排列；荚膜染色法可见肥厚荚膜；芽胞卵圆形，与菌体等宽，位于菌体中央或次极端。

3. 肉毒梭菌 镜下检查为革兰氏染色阳性粗大杆菌，两端钝圆，单独或成双排列；菌体的芽胞为卵圆形，宽于菌体，位于菌体次极端，使细菌呈"网球拍状"；鞭毛为周身鞭毛。

4. 破伤风梭菌 庖肉培养基呈轻度均匀混浊，产酸，肉渣部分消化微变黑，有少量气体。大多数菌株不使肉渣变黑，生成的甲基硫醇、H_2S 等使培养物变臭。在血琼脂平板上形成圆形、扁平的小菌落。灰白色、边缘不整齐，菌落中心结实，周边疏松似"羽毛状"。菌落周围有 α 溶血环，培养时间延长可变为 β 溶血环。

5. 产气荚膜梭菌在庖肉培养基中呈混浊生长，肉渣呈粉红色，不被消化，产生大量气体。

二、细菌外毒素的毒性作用及抗毒素保护作用

【原理】

大多数革兰氏阳性菌可产生外毒素，外毒素的毒性较强，对组织的毒性作用有高度的选择性。如破伤风外毒素对脑干神经和脊髓前角运动神经细胞有高度亲和力，由于该毒素可封闭脊髓抑制性突触，阻止了抑制性突触末端释放抑制性冲动的传递介质，使上下神经之间的正常抑制性冲动传递障碍，导致伸肌和屈肌同时强烈收缩，使骨骼肌痉挛强直。

细菌外毒素对机体的毒性作用，可被相应抗毒素中和，若先给动物注射抗毒素，然后再注射外毒素，则动物不产生中毒症状。

【材料】

小白鼠、标准破伤风外毒素、破伤风抗毒素、无菌注射器、碘酒、酒精棉球等。

【方法】

1. 取小白鼠一只，腹腔注射破伤风抗毒素 0.2ml（100U），30min 后于小白鼠左后肢肌肉注射 1：100 稀释的破伤风外毒素 0.2ml。

2. 另取小白鼠一只，于左后肢肌肉注射破伤风外毒素 0.2ml。

3. 将两只小白鼠分别标记后，逐日观察发病情况。

【结果】

仅注射外毒素小白鼠发病，可见尾部强直，注射侧肢体麻痹，强直性痉挛，继而逐渐累及另一侧肢体出现痉挛，最后全身肌肉痉挛。而先注射抗毒素的小白鼠不出现上述症状。

三、产气荚膜梭菌"汹涌发酵"现象观察

【原理】

产气荚膜梭菌能迅速分解乳糖产酸，使酪蛋白凝固，并产生大量气体，将凝固的酪蛋白冲散形成分散的海绵状碎块，并将培养基表面的石蜡冲至试管塞处，甚至冲开试管塞，气势凶猛，称为汹涌发酵现象。

【方法】

用无菌吸管（或接种环）取产气荚膜梭菌庖肉培养物，接种于溴甲酚紫牛乳培养基，置 37℃温箱培养 18～24h，观察结果。

【结果】

一般于培养 6h 后即可发生，产气荚膜梭菌迅速分解乳糖，产酸产气，酪蛋白被酸凝固，形成凝块与乳清，凝块被产生的大量气体冲击，形成分散的海绵状碎块，将部分培养基冲至试管口塞处。这种气势凶猛现象，为本菌的重要特征之一。

观察产气荚膜梭菌在溴甲酚紫牛乳培养基上生长情况，并与未接种产气荚膜梭菌的溴甲酚紫牛乳培养基进行比较。

四、厌氧培养法

（一）庖肉培养基厌氧培养法

【原理】

肉渣中的谷胱甘肽发生氧化还原反应，降低环境中氧化还原电势。肉渣还含有不饱和脂肪酸，经肉渣等组织中的正铁血红素触酶作用后，能吸收空气中的氧气。加之培养基液面有凡士林封闭与空气隔绝，造成缺氧环境而利于厌氧菌的生长。

【方法】

（1）将庖肉培养基及破伤风梭菌肉渣培养物试管倾斜，置于火焰上微微加热，使凡士林熔化，并黏附于管壁一侧。

（2）用灭菌接种环取破伤风梭菌肉渣培养物，接种到肉渣培养基中。

（3）待接种好后再稍加温，直立试管，用凡士林封盖。

（4）置 37℃温箱培养 2～7 天。

【结果】

破伤风梭菌在庖肉培养基中生长缓慢，厌氧培养 2～7 天后其生长现象为：培养液轻度混浊，肉渣部分消化微变黑，有少量气体，培养物变臭。

（二）焦性没食子酸培养法

【原理】

利用焦性没食子酸的碱性溶液（如 NaOH、KOH）能迅速吸收氧气，生成深棕色的焦性没食子橙（parpurogallin），造成厌氧环境。

【方法】

（1）用灭菌后接种环取破伤风梭菌庖肉培养基培养物，分区划线接种到血琼脂平板上。

（2）取方形玻璃 1 块，中央置棉花 1 片，放 1g 焦性没食子酸于棉花上。

（3）然后覆盖一小块无菌纱布，再向纱布上滴加 10％NaOH 约 1ml。

（4）立即将种有细菌的平板反盖于方形玻璃上，并在平板四周用熔化石蜡密封，置 37℃温箱中培养 24～48h 后，取出观察结果。

【结果】

菌落呈圆形、扁平、灰白色、中心结实、周边疏松似"羽毛状"。菌落周围有 α 溶血环，培养时间延长可变为 β 溶血环。

【思考题】

1. 破伤风梭菌、产气荚膜梭菌、肉毒梭菌的形态及芽胞的形态、位置有何不同？

2. 产气荚膜梭菌的致病因素是什么？这与气性坏疽的临床表现有什么关系？

3. 何为"汹涌发酵"现象？有何意义？

（张思英）

实验十五　分枝杆菌与放线菌

【目的】

1. 掌握结核分枝杆菌、麻风分枝杆菌、放线菌的形态染色特点。
2. 熟悉结核分枝杆菌的培养方法、菌落特征。
3. 初步掌握抗酸染色法。
4. 了解结核菌素试验原理、方法、结果判断及用途。

【材料】

1. 示教片　结核分枝杆菌或麻风分枝杆菌示教片；伊氏放线菌硫黄颗粒压片，伊氏放线菌革兰氏染色。
2. 培养基　改良罗琴（L-J）培养基。
3. 其他　抗酸染色液、肺结核患者痰标本、载玻片、木夹、接种环、酒精灯等。

【内容】

一、分枝杆菌、放线菌的形态和培养特性观察

1. 油镜下观察分枝杆菌、放线菌的形态；放线菌硫黄色或灰白色等颗粒压片，直接压片镜下可见中央为交织的菌丝，菌体的末端稍膨大似棒状呈放射状排列。
2. 观察结核分枝杆菌、放线菌在改良罗琴培养基上的菌落特点观察。
3. 观察放线菌在脑、心浸液培养基上的生长情况。

二、抗酸染色法（萋-纳二氏抗酸染色法）

1. 涂片　用接种环挑取结核病人痰标本中的脓性或干酪样部分，直接涂于载玻片上，均匀涂抹成 2.0cm×2.5cm 大小的卵圆形痰膜，也可待干燥后再涂一层，制成厚膜涂片。自然干燥，微火固定，涂片外周用蜡笔划线。
2. 初染　用木夹持玻片，滴加石炭酸复红染液，以盖满标本面为度，在火焰高处徐徐加温，不可沸腾，出现蒸气即暂时离开，如此反复数次，染 5min，若染液蒸发减少，可再加染液以防干涸。待标本片冷却后水洗。
3. 脱色　用 3% 盐酸乙醇脱色，直至涂片无红色染液流下为止，但不可超过 10min，水洗。
4. 复染　用吕氏碱性美蓝染液复染 1min，水洗吸干，用油镜检查。
5. 结果　抗酸分枝杆菌呈红色，为抗酸染色阳性；非抗酸菌呈蓝色，为抗酸染色阴性。

三、硫黄样颗粒的检查

1. 显微镜检查　将"硫黄样颗粒"置载玻片上，以盖玻片轻压后镜检。在低倍镜下如见有典型的放射状排列的棒状或长丝状菌体，边缘有透明发亮的棒状菌鞘，即可确定诊断。也可用革兰氏染色、镜检，颗粒的中心部菌丝体染色为革兰氏阳性，分枝状菌丝排列不规则，四周放射状的肥大菌鞘可呈革兰氏阴性；抗酸染色阴性。

2. 分离培养 将标本（"硫黄样颗粒"）以无菌操作捣碎，接种于血琼脂或心、脑浸液琼脂平板，置10％CO$_2$的厌氧环境中，37℃培养24h，观察微菌落特点，再经7～14天培养，观察大菌落特点。同时可接种硫乙醇酸钠肉汤增菌培养，经37℃ 3～7天可见培养基底部形成白色或灰白色雪花样生长，肉汤清晰。

【思考题】

1. 结核分枝杆菌和麻风分枝杆菌的形态染色有哪些异同点？

2. 结核菌素试验结果阳性和强阳性说明什么？

【附录】

1. Kinyoun's冷染法 制片后，滴加石炭酸复红染液（碱性复红4.0g，溶于95％乙醇20ml中，再加入9％石炭酸水溶液100ml），不加热染5min，水洗；用3％盐酸乙醇脱色至无红色染液流下为止；然后用美蓝染液（0.3g美蓝溶于100ml水中）复染1～2min，水洗、吸干、镜检。染色结果与姜-纳二氏抗酸染色法相同。

2. 集菌法 为提高肺结核患者痰标本抗酸染色检出的阳性率，可采用集菌法，即加入痰消化剂消化痰液后离心沉淀，再取沉淀物涂片染色。常用的消化剂有3％盐酸、6％硫酸、4％氢氧化钠和10％磷酸三钠等。现有人主张使用一种黏液溶解剂N-乙酰基-L-半胱氨酸与少量氢氧化钠联合作为痰的消化剂，效果较满意。

3. 姜-纳二氏抗酸染色液的配制

（1）姜尔氏石炭酸复红液：取碱性复红饱和乙醇溶液10ml同5％石炭酸水溶液90ml混合即成。

（2）3％盐酸乙醇：取浓盐酸3ml同95％乙醇97ml混合。

（3）吕氏碱性美蓝液：取美蓝0.3g溶于95％乙醇30ml中，再加入蒸馏水100ml及10％氢氧化钾水溶液0.1ml即成。

（李 睿）

实验十六　支原体、衣原体、立克次体、螺旋体

【目的】

1. 熟悉支原体、衣原体、立克次体、螺旋体的形态及支原体菌落特点。
2. 熟悉支原体的分离培养技术。
3. 熟悉外斐反应的原理、操作过程和结果判定。
4. 掌握螺旋体暗视野及染色检查法。

【材料】

1. 支原体、衣原体、立克次体、螺旋体的形态及菌落示教片。
2. 支原体固体培养基和液体培养基。
3. Dienes 染色液、待测标本。

【内容】

一、支原体形态与菌落观察及培养

1. 肺炎支原体形态观察（吉姆萨染色）　油镜下可见肺炎支原体呈淡紫色，个体微小，形态大小不一，多为球形、双球形及丝状三种。

2. 肺炎支原体菌落观察（菌落示教片）　低倍镜下可见支原体菌落呈油煎蛋样，大小不一。

3. 解脲脲原体（UU）的培养　UU 具有尿素酶，能分解尿素产氨，使含酚红指示剂液体培养基 pH 上升，颜色由黄色变为红色。再将液体培养物转种到固体培养基上，能生长成具有特征性的油煎蛋样集落。其方法如下：

（1）标本采集：慢性前列腺炎患者，按摩后取其前列腺液，接种于解脲脲原体液体培养基中。

（2）将标本加入液体培养基后，置 37℃温箱中培养，每日观察。在有氧和无氧环境下均能生长，但放于含 5%～10% CO_2 环境中生长更好。60%～80%湿度环境适宜于支原体生长。UU 生长繁殖到达高峰后极易死亡，故应及时转种。固体培养基也可放入烛缸内，经 3～5 天孵育后，在低倍显微镜下观察 UU 集落形态。

（3）菌落染色镜检：用低倍镜在平板上选择一个菌落，用刀片切下带菌落的琼脂块，置于一载玻片上，菌落面朝下。将载玻片斜置入 90℃左右热水中，待琼脂融化后取出，放入另一 90℃热水缸中洗掉表面琼脂，自然干燥。经吉姆萨染色后，在低倍镜下观察集落形态。

（4）若培养基发生由黄变红的颜色变化，透明无混浊（有别于某些细菌及真菌生长）则可初步判断为有支原体生长。大多数 UU 在 24h 内可获得阳性结果。如果培养基发生颜色变化，但液体又有混浊，则应排除杂菌污染，可用孔径为 0.45μm 的滤膜过滤后，作再接种观察。进一步诊断需将液体培养物接种到固体培养基上培养，经 Dienes 法染色后在低倍显微镜下观察集落形态。阴性结果需观察 5～7 天。UU 在固体培养基上集落核心呈粗颗粒状，具极窄的边，有时呈油煎蛋样。如用 Dienes 法染色，集落为特异的蓝色，一般细菌的

菌落不着色，容易鉴别。

注：①标本采集后应尽快接种，不能让拭子干燥，若暂时不能接种，则应将标本放入1ml 运送培养基（或培养基的基础培养液）中，低温保存。②观察液体培养基培养结果时，应特别注意培养基有无混浊现象。如有混浊，应将培养物过滤后再作接种观察。根据需要再作鉴定试验。

二、衣原体包涵体观察

观察沙眼衣原体包涵体形态示教片，镜下可见上皮细胞胞浆内紫色的包涵体，呈散在型、帽型、桑葚型或填塞型。散在型由始体组成，圆形或卵圆形，散在于胞浆内，1 个上皮细胞可含 1 ～ 3 个或更多；帽型多数由始体连续排列而成，形如舌帽或瓜皮帽，大小不一，紧贴扣在细胞核上或稍有间隙；桑葚型由始体和原体堆积而成，圆形或卵圆形，形似桑葚，较大，单独或一面依附于细胞核上；填塞型绝大多数由原体堆积而成，常把整个细胞塞满，将细胞核挤成梭形或其他形状，为巨大包涵体。

三、立克次体形态观察及外斐反应

1. 立克次体形态观察　观察普氏立克次体、恙虫病立克次体吉姆萨染色示教片，镜下可见有完整的或破碎的细胞，胞核染成紫红色，胞质染成浅蓝色。立克次体均呈紫红色；普氏立克次体散在于胞质中；恙虫病立克次体多在胞质近核处堆积。

2. 血清学试验-外斐（Weil - Felix）反应　某些变形杆菌 X2、X19、XK 的 O 抗原（OX2、OX19、OXK）与立克次体有共同的抗原成分，因变形杆菌易于培养，故利用变形杆菌的菌体作为抗原，与病人血清做试管凝集反应，以辅助立克次体病的诊断。方法和结果判断及意义同肥达反应（略）。

四、螺旋体形态观察

1. 常见病原性螺旋体形态观察（示教片）

（1）钩端螺旋体镀银染色：镜下背景为淡黄褐色至棕黑色，菌体为棕褐色，一端或两端呈钩状弯曲，珍珠点状连接成 S 或 C 形螺旋体，螺旋不太清楚，表体整齐，粗细均匀。

（2）梅毒螺旋体镀银染色：与钩端螺旋体呈色相似。其特征是小而纤细，两端尖直，有 8 ～ 12 个规则弯曲且缠绕紧密。

（3）回归热螺旋体吉姆萨染色：螺旋体为紫红色或红色，纤细柔软，有 4～8 个稀疏而不规则弯曲。

2. 钩端螺旋体暗视野显微镜观察

（1）取钩端螺旋体培养物制成压滴标本，于暗视野显微镜下观察。

（2）在暗视野集光器上滴加镜油，将标本片置载物台上，上升集光器使镜油与标本片紧密接触。先用低倍镜对光，使标本中物体观察清楚为止。再在标本上滴加镜油，用油镜观察。

（3）在黑暗的背景上可见钩体闪烁发光，一端或两端弯曲成钩状，运动活泼，出现翻转、滚动等运动。

3. 口腔中螺旋体染色检查方法

（1）取玻片加生理盐水 1 滴于中央，用牙签取牙垢少许与盐水混匀做涂片。

（2）待涂片干燥后滴加固定液，固定 1min 后，用水冲洗。

（3）滴加媒染剂加温至有蒸气出现，作用 0.5min，水洗。

（4）加硝酸银染液，微加温，染色约 0.5min，水洗，待干镜检。

（5）结果：螺旋体呈棕褐色或黑褐色，形态为疏螺旋体。

此为冯泰那镀银染色法；如用负染色法——刚果红法，则置 2% 刚果红水溶液一小滴于载玻片上，用牙签取牙垢与之混匀，涂布成均匀厚片，待干，以 1% 盐酸乙醇洗涤，待其自然干后镜检。结果螺旋体无色，背景蓝色。

（张思英）

实验十七　真　菌

【目的】

1. 观察真菌的基本形态。

2. 了解浅部及深部真菌的检查方法。

【材料】

各种真菌形态观察示教片、真菌小培养标本、真菌菌落观察标本。

发癣或足癣患者的毛发、皮屑、10％KOH溶液，小刀，小镊子等。

【内容】

一、真菌基本形态观察（示教）

【方法与结果】

1. 观察皮肤丝状菌的大分生孢子和小分生孢子标本片。

2. 观察絮状表皮癣菌和红色毛癣菌或石膏样小孢子癣菌小培养标本。

3. 观察白假丝酵母菌厚膜孢子　将白假丝酵母菌接种在玉蜀黍琼脂培养基上做小培养，观察白假丝酵母菌厚膜孢子形成。

4. 观察白假丝酵母菌芽管形成　将白假丝酵母菌培养物与人血清或兔血清 0.5～1.0ml 混合，置37℃温箱中 3h，观察芽管形成情况。

5. 观察新生隐球菌荚膜染色标本片。

二、真菌菌落特征观察（示教）

1. 酵母型菌落　外观菌落似白色葡萄球菌的菌落，湿润柔软，圆形表面光滑，酵母菌菌落、新生隐球菌菌落等属此型菌落。

2. 类酵母型菌落　外形似酵母型菌落，不同点是该型菌落生成假菌丝，侵入培养基内。白假丝酵母菌落属此型菌落。

3. 丝状菌落　外观形态有绒毛状、粉末状或棉絮状，一部分菌丝向空中生长，一部分菌丝伸入培养基内，且能产生各种色素。皮肤丝状菌菌落等属此型菌落。

三、浅部真菌病临床标本检查法

1. 标本的采集　采集足癣标本时，用小刀刮取病损边缘处皮屑，若是足间有病损，应选择潮湿或干裂皮屑。采取发癣标本时，用小镊子选拔病损部位的断残头发。用过的器械应立即用火焰灭菌。

2. 标本的处理　将病发或皮屑放于载玻片上，滴 2～3 滴 10％KOH溶液。加以盖玻片，在火焰上微微加热，使组织细胞溶解，使标本透明，易于观察菌丝或孢子。待冷，轻压盖玻片使溶解的组织分散即可镜检。先在低倍镜下找到检查标本后，再以高倍镜观察。

3. 标本未经染色，故镜检时光线宜稍暗，发现明显的菌丝或孢子时，即可诊断为真菌的感染。若需确定由何种真菌所感染，则有待培养后鉴定。

【思考题】

1. 真菌的基本构造是什么？

2. 真菌菌落有几型？各有何特点？

3. 浅部真菌病的临床标本是怎样进行镜检的？

（张佳伦）

第三部分
病毒学实验

实验一　病毒的形态观察与培养

一、病毒的形态观察

【目的】

1. 了解病毒的基本形态。

2. 观察病毒包涵体，并了解其临床意义。

【方法】

1. 病毒电镜照片投影片观察（示教）。

2. 狂犬病病毒包涵体观察。

观察狂犬病病毒包涵体苏木素伊红染色病理组织切片，在神经细胞浆内，可见到圆形或椭圆形一个或数个狂犬病病毒包涵体（内基小体），呈红色。神经细胞核为蓝色。

二、病毒的培养方法

病毒是严格细胞内寄生的微生物，必须提供活的机体或组织、细胞才能使其增殖。常用的分离和培养病毒的方法有动物接种、鸡胚培养及组织细胞培养等。本实验要求熟悉病毒严格细胞内寄生的特性及实验室常用的病毒培养方法，了解单层细胞的制备、鸡胚接种及动物接种等病毒培养技术。

【内容】

（一）病毒的动物接种法

【目的】

了解利用敏感动物分离和培养病毒的常用方法和常用动物。

【原理】

动物接种是最原始的和常用的病毒培养方法之一，其用途有三方面：①分离鉴定病毒；②病毒传代，以减弱或降低毒株对人的致病力；③制备抗病毒血清。但应注意动物本身可能就带有病毒，从而能混淆实验结果。常用的实验动物有小白鼠、地鼠、家兔、绵羊、鸡和猴等。常用的接种途径有颅内、鼻腔及腹腔接种等。

【材料】

乙型脑炎病毒悬液、流感病毒悬液、小白鼠（3周龄）、无菌注射器、针头、无菌毛细滴管、碘酒和酒精消毒棉球、无菌干棉球等。

【方法】

1. 小白鼠脑内接种法

（1）以左手将小白鼠的头部和体部固定。碘酒、酒精消毒头部右侧颞部。

（2）以1ml的注射器抽取病毒悬液，用无菌干棉球放于针头处，以防病毒液溅出。于小白鼠头部眼与耳根连线的中点略偏耳的方向刺入，进入颅腔即可（进针2～3mm，通过硬脑膜后阻力突然消失），且不可插入过深，注入量为0.02～0.03ml。注射完毕，将用过之物一并煮沸，接种后每日观察两次。

（3）一般在3～4天后开始发病，食欲减退，活动迟钝、耸毛、震颤、卷曲，尾强直，逐渐导致麻痹，瘫痪而死亡。

2. 小白鼠滴鼻感染法

（1）将小鼠放入带盖小容器中，内有蘸饱乙醚的棉球，将小鼠进行全身麻醉，注意麻醉的深度不宜过深或过浅，太深时易致麻痹死亡或非特异性吸入肺炎；太浅则易在滴鼻时打喷嚏，影响接种效果。

（2）用无菌毛细滴管吸取少许病毒悬液，连同毛细滴管插在无菌小试管内备用。

（3）用左手取出小白鼠握在掌中，拇指及示指抓住其耳部使其头部朝前并呈仰卧位置，另一只手将事先吸有病毒悬液的滴管靠近动物鼻尖，使其液滴随动物呼吸时带入，一般滴入 0.03～0.05ml，不宜过多。

（4）动物慢慢苏醒，放鼠笼中逐日观察。

（二）鸡胚培养法

【目的】

了解用鸡胚分离、培养病毒的基本方法。

【原理】

鸡胚培养法是常用的病毒培养法之一，操作简便，来源容易，本身带病毒的情况也极为少见，一般选用白色壳薄的受精卵，主要用 4 种途径接种不同部位（图 3-1-1），即绒毛尿囊膜、尿囊腔、羊膜腔及卵黄囊等。多数病毒都可以在鸡胚的不同部位增殖。

【材料】

1. 鸡受精卵、蛋架、检卵灯、磨蛋机、透明胶纸。

2. 灭菌的手术刀、镊子、剪刀、平皿、1ml 注射器及 6 号针头、12 号针头。

3. 乙型脑炎病毒液、单纯疱疹病毒悬液、流感病毒稀释液。

【方法】

1. 尿囊腔接种法

（1）取 10～11 天龄鸡胚，在检卵灯下画出气室界限，于胚胎附近大血管处做好标记；消毒后，用灭菌刀尖打一小孔；用灭菌注射器吸取流感病毒悬液 0.2ml，刺入 0.5cm 后，进行注射；以透明胶纸封闭注射孔，蜡笔做好标记。

（2）置 35℃ 孵箱中孵育，每日进行检视鸡胚的死活。如果鸡胚在接种后 24h 内死亡者，为非特异性死亡，弃之。

（3）孵育 3 天后取出，放入 4℃ 冰箱过夜。

（4）次日取出鸡胚，消毒气室部分卵壳，用无菌剪刀去卵壳，用小镊子撕去卵膜。以无菌毛细吸管吸取尿囊液放于无菌试管中。

2. 卵黄囊接种法

（1）取 6～8 天鸡胚，检卵灯下画出胎位和气室，垂直放于蛋架上，气室端向上。碘酒消毒气室中央，刀尖锥一小孔。

（2）以 1ml 注射器及 12 号针头吸取乙型脑炎病毒液 0.5ml，自小孔穿入垂直接种于卵黄囊内，

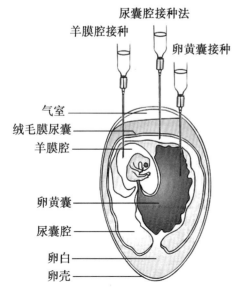

尿囊腔接种法

羊膜腔接种 卵黄囊接种

气室
绒毛膜尿囊
羊膜腔

卵黄囊

尿囊腔

卵白
卵壳

图 3-1-1 鸡胚接种法（一）

深度为 3cm 左右，注入标本 0.2～0.5ml，退出注射器。胶纸封口，37℃孵育。每天检卵并翻动 2 次。

（3）取孵育 24h 以上濒死的鸡胚，于气室端开口，用镊子提起卵黄蒂，挤去卵黄液，用无菌生理盐水洗去卵黄囊上的卵黄液后将卵黄囊置于无菌平皿内，低温保存备用。

3. 绒毛尿囊膜接种法（图 3 - 1 - 2）

（1）取 12 天龄鸡胚，检卵灯下标记胎位，于附近无大血管处碘酒消毒。用小锯片在其鸡胚旁无大血管处的卵壳上锯一四方形（勿伤壳膜），同时于气室用刀尖锥一小孔。

（2）打开四边形之卵壳，勿伤及卵壳膜，滴加灭菌生理盐水一滴于壳膜上。用橡皮乳头从气室小孔吸气，可见盐水被吸下，绒毛膜下沉，形成人工气室。

（3）用注射器吸取 0.2～0.5ml 单纯疱疹病毒液滴于绒毛尿囊膜上，胶纸封口。37℃孵育 4～5 天后收获。

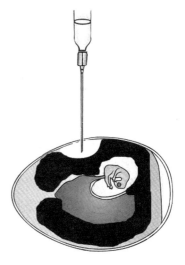

图 3 - 1 - 2　鸡胚接种法（二）

（4）收获：剪开气室，如接种效果成功，绒毛尿囊膜上可见明显疹斑。用无菌剪刀剪下此膜，置于无菌平皿内低温保存，备用。

4. 羊膜腔接种法　取 12 天鸡胚，经照视后划出气室，并标明胚胎位置，在气室端开方形天窗，捏紧无菌镊子，选无大血管处，快速穿刺绒毛尿囊膜，镊子头进入尿囊后，再夹起羊膜，轻轻将其自绒毛尿囊膜破裂处拉出，以 1ml 注射器穿破羊膜，注入病毒液 0.1～0.2ml。用镊子将羊膜轻轻送回原位，用玻璃胶纸封闭气室端天窗，置孵箱 37℃孵育。

培养 3～5 天后，即可收获，经消毒人工气室，剪去壳膜及绒毛尿囊膜，吸弃尿囊液，夹起羊膜，用细头毛细吸管穿入羊膜吸取羊水于小瓶中冷藏。

（三）组织培养法

【目的】

了解体外培养细胞的方法及用体外培养的细胞进行病毒的分离和培养。

【原理】

组织培养法是目前培养病毒应用最广的方法，经济适用，结果正确敏感，较实验动物易控制和管理。组织培养法是用离体的活组织或细胞来培养病毒，组织来源多种多样，如各种动物组织、鸡胚组织、人胚羊膜组织或人胚组织等。实验室常用的细胞有原代细胞如人胚肾及猴肾细胞；传代细胞如 HeLa 细胞及二倍体细胞等。

1. 原代培养

【材料】

（1）9～11 天鸡胚。

（2）Hank's 液 100ml；胰蛋白酶（0.25%）50～100ml。

（3）细胞生长液（0.5% 水解乳蛋白 88ml、双抗 1ml、小牛血清 10ml，用 5.6% NaHCO₃ 0.8～1ml 调至 pH7.2）。

（4）细胞维持液（0.5% 水解乳蛋白 88ml、双抗 1ml、小牛血清 3ml，用 5.6% NaHCO₃ 0.8～1ml 调至 pH7.2）。

（5）吸管和吸帽 10 支；平皿（直径 6cm）4 套；培养瓶若干；烧杯（50ml）2 个；三角烧瓶（100ml）1 个。

（6）不锈钢网（200μm、100μm、20μm）各 1 个；眼科剪刀 2 把；眼科镊子 2 把；计数板 1 块。

【方法】

（1）取各种已消毒用品置于净化台或无菌操作箱中，紫外线消毒 20～30min。注意：组织、培养液和胰蛋白酶等，可在培养时携入操作野，如提前置入，应用纸张加以覆盖，以免受射线影响。

（2）戴工作帽，戴口罩，洗手，用 75％乙醇擦拭消毒。

（3）点燃酒精灯、用品布局、安装吸管帽。

（4）处理组织：鸡胚用碘酒将卵壳消毒后，无菌操作取出鸡胚放于平皿内，去头、爪、内脏及骨骼，用 Hank's 液洗涤 3 次，除去残存血液。

（5）用尖眼科剪把组织剪成 1mm³ 大小的小块，加入比组织量多 30～50 倍的胰蛋白酶液，然后一并倒入三角烧瓶中。

（6）把三角烧瓶置入 37℃温箱或水浴箱中消化。

（7）在消化过程中，可随时用吸管吸少许消化物滴于载玻片观察，如组织已基本分散成细胞团和单个细胞，则可立即终止消化，通过适当不锈钢筛，滤掉未充分消化的组织块（必要时可继续进行消化）。

（8）低速离心 500～800r/min，5min，吸除上清，加入适量的含有血清的培养液（如用其他酶或 EDTA，需用 Hank's 液洗脱 1～2 次后再加营养液），加的量不宜过大。

（9）用计数板计数，调节到所需的细胞浓度，分装入培养瓶中。

（10）置入 37℃温箱中培养。如用 CO_2 孵箱则可用无菌棉塞（或把螺旋帽旋松）。

（11）每天观察细胞生长情况，几天后培养瓶上即可见生长的单层细胞。

（12）将长好的单层细胞的培养液弃去，然后加入新鲜的维持液。

（13）将不同稀释度的水疱性口角炎病毒悬液加入各个培养瓶中。置 37℃，CO_2 孵箱中培养。

【结果】

于培养 18h、24h、36h、48h、72h 后在倒置显微镜下观察细胞病变效应，病毒可引起细胞变圆、脱落、堆积等现象，失去原有的形态和排列。

2. 传代培养

【材料】

（1）传代细胞（如 Hela 细胞）、Hank's 液 100ml、0.25％的胰蛋白酶 10ml、0.02％的 EDTA10ml、培养液 50ml。

（2）吸管 5 支、培养瓶 4 个。

【方法】

（1）吸除培养瓶内旧培养液。

（2）向瓶内加入胰蛋白酶和 EDTA 混合液（1∶1 或 1∶2），置入温箱中 2～5min；或在室温中，把培养瓶放在倒置显微镜台上，见细胞质回缩，细胞间隙增大后，立即终止消化。

（3）吸除消化液，加 Hank's 液数毫升入培养瓶中，轻轻转动培养瓶，把残余消化液冲掉；注意加 Hank's 液和转动培养瓶冲洗时，动作一定要轻，不要把已松动的细胞冲走。如使用胰蛋白酶消化，可不用 Hank's 液冲洗。

（4）加入营养液，用吸管伸入瓶内，轻轻反复吹打瓶壁细胞，使之脱离瓶壁形成细胞悬液。

（5）计数，分装入培养瓶中，置 37℃，CO_2 孵箱中培养。

（6）每天观察细胞生长情况，几天后培养瓶上即可见生长的单层细胞，供分离病毒用。

（贾昌亭）

实验二　流行性感冒病毒的检测

【目的】

1. 掌握流行性感冒病毒分离鉴定程序。

2. 熟悉血细胞凝集试验和血细胞凝集抑制试验。

一、流行性感冒患者标本采集与处理

【方法】

1. 选择发病 3 天内，症状典型，体温在 38℃以上的患者，先让其用力咳嗽，然后将 10～5ml 的含漱液（pH7.2～7.4 的灭菌牛肉浸液和生理盐水等混合或 0.5％水解乳蛋白 Hank's 液）倒入患者口中，仰头反复含漱 2～3 次，吐入试管内。儿童可用灭菌棉拭浸含漱液，在扁桃体前后及咽后壁涂抹，放入 5ml 含漱液中，低温送检。

2. 含漱液充分振摇，静置数分钟，吸上清 1.8ml 置无菌试管中，加 0.2ml 抗生素液（每毫升含青霉素 20000U，链霉素 20000μg），4℃作用 2h，即可接种。含漱液也可用鸡红细胞吸附法处理，将含漱液加入 2％鸡红细胞 1ml，4℃ 20min，1500r/min 离心 10min，弃上清，加抗生素 3ml，混匀置 4℃作用 2h，即可接种。

二、流行性感冒病毒分离鉴定程序（图 3－2－1）

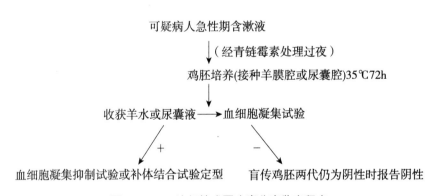

图 3－2－1　流行性感冒病毒分离鉴定程序

三、流行性感冒病毒的初步鉴定

1. 血细胞凝集试验

【原理】

流行性感冒病毒表面的血凝素（HA）能与人"O"型、豚鼠和鸡等的红细胞上的血凝素受体结合，引起红细胞凝集。

【方法】

（1）取 9 支小试管，按表 3－2－1 各管加入生理盐水，第 1 管为 0.9ml，其他各管均为

0.25ml 。

（2）取收获的尿囊液 0.1ml，加入第 1 管中作 1∶10 稀释，混匀后吸取 0.5ml 弃至消毒缸内，再吸取 0.25ml（1∶10）稀释液加至第 2 管混匀，从第 2 管取出 0.25ml 加至第 3 管混匀，……依次作倍比稀释至第 8 管，混匀后自第 8 管取出 0.25ml 弃掉。这样，各管的液体量均为 0.25ml，从第 1 至第 8 管的稀释度为 1∶10，1∶20，1∶40…1∶1280，第 9 管为生理盐水对照。

（3）稀释完毕，每管加入 0.5％ 鸡红细胞悬液 0.25ml，轻轻摇匀后置室温 45min（表 3-2-1）。

【结果】

观察结果时要轻拿轻放，各管出现血细胞凝集程度以 4＋、3＋、2＋、＋、－表示，以出现 2＋的病毒液最高稀释度为血凝效价。

4＋：凝集的红细胞全部均匀地平铺管底。

3＋：大部分红细胞凝集平铺底部，但有少数细胞沉于管底中心形成一小红点。

2＋：约有半数红细胞凝集在管底铺成一个环状，四周有小凝集块，管底中心聚成小圆点。

＋：多数不凝的红细胞在管底沉聚成圆点，少数凝集的红细胞散在于圆点周围成小凝块。

－：红细胞不凝集，沉于管底形成边缘光滑的致密圆点。

表 3-2-1 流行性感冒病毒血细胞凝集试验

管号	1	2	3	4	5	6	7	8	9
生理盐水 病毒液	0.9 0.1 （弃 0.5）	0.25 0.25	0.25 0.25	0.25 0.25	0.25 0.25	0.25 0.25	0.25 0.25	0.25 0.25 （弃 0.25）	0.25
病毒稀释度	1∶10	1∶20	1∶40	1∶80	1∶160	1∶320	1∶640	1∶1280	对照
0.5％鸡红细胞				各管加 0.25ml					
			摇匀 室温静置 45min						
结果举例	4＋	4＋	3＋	2＋	2＋	＋	－	－	－

按上述举例，流感病毒的血凝效价为 1∶160，即病毒液稀释至 1∶160 时，每 0.25ml 中含 1 个血凝单位，在血细胞凝集抑制试验中，所用的病毒量为 4 个单位，若要将 0.25ml 病毒液配制成含 4 个血凝单位时，病毒液应稀释成 1∶40，即 1∶（160/4）。

如果血凝试验阳性，则做血凝抑制试验进一步证实，并可确定该流感病毒的型与亚型。

2. 血细胞凝集抑制试验

【原理】

流感病毒悬液中加入特异性抗血清后，再加入人的"O"型、鸡或豚鼠的红细胞则不再发生血凝现象，即为血凝抑制。于该试验中若用已知病毒的抗血清，则可鉴定该病毒的型与亚型；反之，若用已知病毒，则可测定患者血清中有无相应抗体。但应先将患者血清进行处理，以除去其中的非特异抑制物或凝集素，并需取双份血清作两次试验，若恢复期血清抗体效价比早期高 4 倍以上，即有诊断意义。

【材料】

流行性感冒病毒悬液（新分离病毒之羊水或尿囊液），流行性感冒病毒型（A、B、C型）及甲型流行性感冒病毒亚型（抗 A1、抗 A2、抗 A3）诊断血清，0.5％鸡红细胞悬液，生理盐水，试管、试管架、吸管、U 型塑料反应板等。

（1）定性试验

1）在 U 型孔反应板选择 7 个孔并做好标记。

2）将 4 个血凝单位的新分离病毒液加入上述 7 孔内，每孔 2 滴（100μl）。

3）1、2 孔分别加入 A 型、B 型流行性感冒病毒诊断血清，3、4、5 孔分别加入抗 A1、抗 A2、抗 A3 诊断血清，加量均为 2 滴，第 6 孔加鸡血清 2 滴，第 7 孔加生理盐水 2 滴，轻轻摇匀，放置 5min。

4）于上述 7 孔中各加 0.5％鸡红细胞悬液 2 滴，并将各孔内容物摇匀，室温静置45 ～60min，待血细胞完全下沉后观察结果。

5）凡出现明显血凝现象者，即全部或大部分红细胞凝集平铺孔底，为血凝抑制试验阴性。而未出现血凝的试验孔，血细胞沉积于孔底形成边缘光滑小圆点者，说明新分离病毒与该孔所用诊断血清的型与亚型相一致。

（2）定量试验

1）病人血清先用霍乱滤液预处理，以除去人血清中非特异性抑制物（此步骤学生不做）。

2）取小试管 10 支，每管加入 0.25ml 生理盐水。

3）取经处理的 1∶5 稀释的病人血清 0.25ml，加入第 1 管内作 1∶10 稀释，吹打 3 次，混匀后取 0.25ml 加至第 2 管，并依次作倍比稀释，至第 8 管为止，第 9 管为病毒对照，第10 管为血清对照。

4）每管加入流感病毒悬液（每 0.25ml 含 4 个血凝单位），第 10 管不加病毒液。（如置37℃ 2h 作用后，可使反应效价提高 4 倍）。

5）摇匀后每管加入 0.5％鸡红细胞 0.5ml，置室温 30min、45min 各观察一次结果，以45min 的结果为准（如果红细胞滑下，参考 30min 的结果）。

6）观察血凝的判断标准同血凝试验，但本试验是以不出现血凝现象的试验管为阳性，凡呈现完全抑制凝集的试管中，其血清的最高稀释度作为血凝抑制效价。

【思考题】

1. 何谓病毒的红细胞凝集试验？它和凝集试验有何不同？

2. 病毒红细胞凝集试验有何用途？

3. 何谓血凝抑制试验？有何用途？

（王文国）

实验三　乙型肝炎病毒抗原抗体系统的检测

【目的】掌握乙型肝炎病毒抗原抗体系统检测的原理、方法及意义。

乙型肝炎病毒抗原抗体系统的检测包括乙型肝炎表面抗原（HBsAg）及表面抗体（抗HBs）；乙型肝炎病毒 e 抗原（HBeAg）和 e 抗体（抗 HBe）；以及核心抗体（抗 HBc），故简称乙肝"二对半"检测。抽血 3ml 分离出血清后，用酶联免疫吸附试验（ELISA）检测以上五项指标。

ELISA 是利用酶作为抗原或抗体的标记物，在固相载体上进行抗原或抗体的测定。

ELISA 的原理：

1. 将抗原或抗体结合于固相载体表面，并保持其免疫活性。

2. 使抗体或抗原与某种酶联结成酶标抗体或酶标抗原，此种结合物仍保持免疫活性和酶的活性。

3. 酶标抗体或酶标抗原与固相载体表面的抗原或抗体形成免疫复合物，免疫复合物上的酶与底物作用，可以催化底物水解、氧化或还原，从而产生有色产物。产物的量与标本中受检抗原或抗体的量直接有关，故可以根据颜色深浅对受检抗原或抗体进行定性或定量分析。

ELISA 的方法有多种，如双抗体夹心法、双抗原夹心法、竞争抑制法、间接法等。

一、ELISA 双抗体夹心法检测 HBsAg

【原理】

将纯化抗 HBs 分别吸附于固相载体表面，加入受检血清，如其中含有 HBsAg，则与载体上的抗 HBs 结合，形成抗 HBs‐HBsAg 复合物。再加入酶标记抗 HBs，使之与上述复合物中的 HBsAg 结合，再与底物作用而显色。底物颜色的改变与 HBsAg 量成正比。

【材料】

诊断试剂盒（预包被反应条、酶标抗 HBs、HBsAg 阳性对照、HBsAg 阴性对照、洗涤液、显色剂、终止液、封口胶纸）；待测标本（血清）；定量移液器。

【方法】

（1）取出包被的反应板，加待测标本每孔 $50\mu l$，HBs Ag 阴、阳性对照各 2 孔（每孔 $50\mu l$），同时设一空白对照孔（加洗涤液 $50\mu l$）。

（2）加入酶标抗体每孔 $50\mu l$，空白对照孔不加，充分混匀，置 37℃孵育 30min。

（3）弃去反应板条孔内液体，用洗涤液洗涤 5 次，拍干。

（4）每孔加显色剂 A 和 B 各 $50\mu l$，充分混匀，置 37℃孵育 15min。

（5）每孔加终止液 $50\mu l$，混匀。

【结果判定】

目测：阴性及空白对照孔无色，阳性对照孔蓝色，标本孔蓝色为阳性，无色为阴性。

酶标仪测定：波长 450nm，用空白孔校正零点，读取各孔 OD 值。

$$\frac{标本孔\ OD\ 值}{阴性对照平均\ OD\ 值} < 0.3\ 为阴性；\geqslant 0.3\ 为阳性$$

二、间接法检测抗 HBs

【原理】

将纯化 HBsAg 吸附于固相载体表面，加入受检血清，如其中含有抗 HBs，则与固相载体上的 HBsAg 结合，形成 HBsAg - 抗 HBs 复合物。再与酶标记抗 HBsAb（二抗）结合，与底物作用而显色。

【材料】

诊断试剂盒（预包被反应条、酶标抗 HBsAb、抗 HBs 阳性对照、抗 HBs 阴性对照、洗涤液、显色剂、终止液、封口胶纸）；待测标本（血清）；定量移液器。

【方法】

（1）取出包被的反应板，加待测标本每孔 $50\mu l$，抗 HBs 阴、阳性对照各 2 孔（每孔 $50\mu l$），同时设一空白对照孔（加洗涤液 $50\mu l$）。

（2）加入酶标抗体每孔 $50\mu l$，空白对照孔不加，充分混匀，置 37℃孵育 30min。

（3）弃去反应板条孔内液体，用洗涤液洗涤 5 次，拍干。

（4）每孔加显色剂 A 和 B 各 $50\mu l$，充分混匀，置 37℃孵育 15min。

（5）每孔加终止液 $50\mu l$，混匀。

【结果判定】

目测：阴性及空白对照孔无色，阳性对照孔蓝色，标本孔蓝色为阳性，无色为阴性。

酶标仪测定：波长 450nm，用空白孔校正零点，读取各孔 OD 值。

$$\frac{标本孔\ OD\ 值}{阴性对照平均\ OD\ 值} < 0.3\ 为阴性；\geqslant 0.3\ 为阳性$$

三、ELISA 中和抑制法检测抗 HBe

【原理】

用抗 HBe 包被反应板，加入待测标本，同时加入中和试剂 HBeAg 和酶标抗 HBe，若血清中含有抗 HBe，则与反应板上的抗 HBe 竞争地结合中和试剂中 HBeAg。标本中抗 HBe 含量越多，竞争结合的 HBeAg 量也越多，而与反应板上抗 HBe 结合形成的复合物"抗 HBe - HBeAg - 抗 HBe - 酶"也越少，加入底物时不显色或显极淡的颜色，反之则显色深。

【材料】

诊断试剂盒（预包被反应条、中和试剂 HBeAg、酶标抗 HBe、抗 HBe 阳性对照、抗 HBe 阴性对照、洗涤液、显色剂、终止液、封口胶纸）；待测标本（血清）；定量移液器。

【方法】

（1）取出包被的反应板，加待测标本每孔 $50\mu l$，抗 HBe 阴、阳性对照各 2 孔（每孔 $50\mu l$），同时设一空白对照孔（加洗涤液 $50\mu l$）。

（2）加入中和试剂 HBeAg，每孔 $50\mu l$，空白对照孔不加。

（3）加入酶标抗体每孔 $50\mu l$，空白对照孔不加，充分混匀，置 37℃孵育 30min。

（4）弃去反应板条孔内液体，用洗涤液洗涤 5 次，拍干。

（5）每孔加显色剂 A 和 B 各 50μl，充分混匀，置 37℃孵育 15min。

（6）每孔加终止液 50μl，混匀。

【结果判定】

目测：阴性及空白对照孔有色，阳性对照孔无色，标本孔无色或显极淡的颜色为阳性。

酶标仪测定：波长 450nm，用空白孔校正零点，读取各孔 OD 值。

$$\frac{\text{标本孔 OD 值}}{\text{阴性对照平均 OD 值}} \quad <0.3\ \text{为阳性；} \geqslant 0.3\ \text{为阴性}$$

四、ELISA 竞争抑制法检测抗 HBc

【原理】

用 HBcAg 包被反应板，加入待测标本，同时加入酶标抗 HBc，与抗原形成竞争结合，如待测标本中存在抗 HBc，就会抑制或减少酶标抗 HBc 与 HBcAg 的结合，加入底物时显色淡，反之则显色深。

【材料】

诊断试剂盒（预包被反应条、酶标抗 HBc、抗 HBc 阳性对照、抗 HBc 阴性对照、洗涤液、显色剂、终止液、封口胶纸）；待测标本（血清）1：30 稀释；定量移液器。

【方法】

（1）取出包被的反应板，加待测标本（1：30 稀释）每孔 50μl，抗 HBc 阴、阳性对照各 2 孔（每孔 50μl），同时设一空白对照孔（加洗涤液 50μl）。

（2）加入酶标抗体每孔 50μl，空白对照孔不加，充分混匀，置 37℃孵育 30min。

（3）弃去反应板条孔内液体，用洗涤液洗涤 5 次，拍干。

（4）每孔加显色剂 A 和 B 各 50μl，充分混匀，置 37℃孵育 15min。

（5）每孔加终止液 50μl，混匀。

【结果】判定

目测：阴性及空白对照孔有色，阳性对照孔无色，标本孔无色或显极淡颜色为阳性。

酶标仪测定：波长 450nm，用空白孔校正零点，读取各孔 OD 值。

$$\frac{\text{标本孔 OD 值}}{\text{阴性对照平均 OD 值}} \quad <0.5\ \text{为阳性；} \geqslant 0.5\ \text{为阴性}$$

以上各项检测均有商品试剂盒供应，具体操作可参见试剂盒产品说明。

（王宗军）

实验四　乙型肝炎病毒 DNA 的检测（PCR 法）

【目的】了解乙肝病毒 DNA 的检测方法及临床意义。

【原理】

PCR 是模拟天然 DNA 在体内复制的方式在体外进行特异性 DNA 片段扩增的方法。首先加热 90～95℃使模板 DNA 变性解链成单链；然后降温到 50～55℃，使引物与变性 DNA 的两条链上的互补序列特异结合；温度再升至 70～75℃，在 DNA 聚合酶作用下，以四种脱氧核苷酸（dNTP）为原料，以引物为起点延伸成两条互补的新链。如此三种温度反复循环 30～35 次，由于每一延伸产物又充当下一循环的模板，可使标本中微量的模板 DNA 扩增数百万倍，足以被检测到。

【材料】

待检血清、HBV–DNA 阳性血清、HBV–DNA 阴性血清、PCR 试剂盒（引物、dNTP、Taq DNA 聚合酶、裂解液、PCR 缓冲液、无菌去离子水）、琼脂糖、溴化乙啶、TBE 缓冲液、Eppendorf 管、微量可调移液器、高速离心机、DNA 扩增仪、紫外线透射仪、电泳仪等。

【方法】

1. DNA 模板制备　取待检血清标本 40μl，加等量裂解液，沸水浴 20min，然后 15000r/min，离心 5min，取上清液 2μl 作为 PCR 扩增的模板。

2. PCR 反应体系　使用无菌 0.5ml Eppendorf 管按表 3-4-1 加入下列成分。同时以 HBV–DNA 阳性血清和 HBV–DNA 阴性血清作对照。

表 3-4-1　PCR 反应体系

反应物	体积	终浓度
无菌去离子水	38μl	总体积 50μl
10×PCR 缓冲液	5μl	1×PCR 缓冲液
4×dNTP 混合液	4μl	每种 200μmol
引物	2μl	每个反应 25Pmol
模板	1μl	每个反应 10ng
Taq DNA 聚合酶	3U	每个反应 2.5～3U

3. 将 Eppendorf 管放在 PCR 仪上进行如下扩增循环。

94℃	5min	预变性
94℃	45s	变性
56℃	60s	退火　35 个循环
72℃	60s	延伸
72℃	10min	最终延伸

4. 取 PCR 反应产物 $10\mu l$ 加入 2% 琼脂糖凝胶（含有 $0.5\mu l/ml$ 溴化乙啶）上进行电泳（电压 40mV，电流 30mA）30min。

【结果】

将凝胶在紫外线透射仪下观察，阳性对照出现清晰的特异性粉红色荧光条带，如果待测标本在同样位置有带则为阳性，无带则为阴性。每次电泳应设阳性对照及标准分子量对照，以便判断结果。

以上为定性测定，可用实时荧光作定量测定。

【思考题】

1. 进行 ELISA 检测时，微孔板为什么要反复冲洗，洗板不净会有什么结果？

2. 进行 PCR 时，DNA 在三个不同温度下分别发生什么变化？

3. 如果在设置循环参数时顺序颠倒会出现什么结果？

（李　莉　张思英）

实验五　HIV 抗体检测

HIV 的实验室诊断包括病原学诊断和免疫学检测，前者包括病毒分离培养、病毒抗原检测、病毒核酸检测等，后者主要检测人产生的特异性抗体。其中抗体检测是目前艾滋病诊断中最常用的方法。

一、HIV 抗体初筛检测

HIV 抗体初筛检测的方法很多，包括酶联免疫吸附试验（ELISA）、明胶颗粒凝集试验（gelatine particle agglutination assay，PA）、乳胶凝集试验（latex agglutination assay，LA）、各种快速检测试验、放射免疫试验等。目前在实际工作中较常用有酶联免疫吸附试验、明胶凝集试验和快速检测试验。这里仅介绍快速检测法。

快速检测的优点是检测时间短，可在短时间内获得检测结果，不需特殊设备；检测标本可以是血清、血浆或全血，特别适合急需检测报告的场所，如出入境口岸、性病门诊等。目前快速诊断试剂很多，现以美国雅培公司产品 Determine 为例作一介绍。

【原理】

Determine HIV‐1/2 是定性检测 HIV‐1/2 抗体的免疫层析法。加样品入反应条，当样品迁移通过结合物包被处条带时，与硒胶体-抗原结合物混合组结合，此混合物继续迁移，通过固相包被的合成肽和重组抗原的病人结果窗口。

如果样品中含有 HIV‐1/2 抗体，抗体将会与硒胶体-抗原结合，并在病人窗口处被固相包被的合成肽和重组抗原所捕捉固定，形成一条红线；如果样品中不含有 HIV‐1/2 抗体，硒胶体-抗原结合物将会通过病人窗口而不与固相包被的合成肽和重组抗原结合，则没有形成一条红线。为了确保试验有效，在反应条中含有质控条带。

【材料】

标本、试剂盒、微量加样器、其他试验基本材料。

【方法】

1. 血清/血浆标本　加 $50\mu l$ 的样品于样品反应条中（箭头处），静置至少 15min（1h 内），读取结果。

2. 全血（静脉）标本

（1）加 $50\mu l$ 样品于样品反应条中（箭头处）。

（2）等待血液被样品反应条完全吸收，然后加 1 滴缓冲液于样品反应条中，再静置至少 15min（1h 内），读取结果。

3. 全血（指血）标本

（1）加 $50\mu l$ 的样品（用含 EDTA 的抗凝毛细管）于样品反应条中（箭头处）；

（2）等待血液被样品反应条完全吸收，然后加 1 滴缓冲液于样本条中，再静置至少 15min（1h 内），读取结果。

【结果】

阳性：病人条带（标有"patient"）和质控条带（标有"control"）都呈红色。

阴性：病人条带（标有"patient"）无色而质控条带（标有"control"）呈红色。

无效试验：病人条带和质控条带都无色。需重做，如果问题仍然存在，请与当地的雅培客户服务和支持中心联系。

【注意事项】

1. 标本收集　抽静脉血，避免溶血。全血和血浆标本必须用 EDTA 抗凝。

2. 采集指血时必须用含 EDTA 的毛细管。

二、HIV 抗体确认检测

HIV 抗体初筛检测呈阳性反应的标本由于存在实验假阳性的可能，因此，还无法最终确定待检标本为 HIV 抗体阳性，必须做确认试验后才能作出最后结论。常用的确认试验的方法为免疫印迹法（Western Blot，WB）。

【原理】

HIV 经过培养、浓缩和纯化，被裂解成不同分子量的抗原组分；然后将裂解的抗原组分进行电泳，不同分子量大小的抗原组成在凝胶中分离；用特定的方法将凝胶中分离的不同抗原组分转移到硝酸纤维素条膜上，将待检标本与之共同在反应槽中孵育，在条膜上形成抗原抗体复合物，加入酶标记的抗人免疫球蛋白，与底物发生显色反应，形成肉眼可见的反应带。

【材料】

标本、试剂盒、摇床、其他实验器材。

【方法】

1. 取出待检标本即初筛试验阳性的标本及试剂盒，平衡至室温（25±3℃）。

2. 按照实验用量将浓缩的洗液 1∶20 稀释成应用液。

3. 取实验所需的硝酸纤维薄膜置于凹沟反应槽中，加入 2ml 洗涤液，室温（25±3℃）于摇床上震荡孵育 5min。

4. 按照实验用量将贮存的 10 倍的缓冲液 1∶10 稀释，每 20ml 稀释的缓冲液加入 1g 的印迹粉配成印迹缓冲液。

5. 吸出槽内液体，加 2ml 印迹缓冲液于摇床上震荡孵育 5min，加入 20μl 待测血清样本，同时设阴性、弱阳性和强阳性对照，盖上盖子室温（25±3℃）于摇床上震荡孵育 1h（过夜法孵育 16～20h）。

6. 按照实验用量将酶结合物用印迹缓冲液 1∶1000 稀释成酶应用液。

7. 取下盖子，吸出槽内液体（注意换吸头以避免污染），加 2ml 洗涤液，室温（25±3℃）于摇床上震荡孵育 5min，重复 2 次。

8. 吸出槽内液体，加 2ml 酶应用液，盖上盖子，室温（25±3℃）于摇床上震荡孵育 1h（过夜法孵育 30min）。

9. 重复步骤（3）、（4）。

10. 吸出槽内液体，加 2ml 底物液，室温（25±3℃）于摇床上震荡孵育 15min。

11. 吸出槽体液体，加 2ml 蒸馏水，室温震荡 5min，重复数次。

12. 从槽内取出硝酸纤维薄膜片，移至洁净的滤纸上吸干。

13. 用镊子把硝酸纤维薄膜片，转移到不吸水的白色纸上，观察结果，避光保存。

【结果】

根据条膜上出现的深浅不同的条带，按不同带型判定最终结果。

判定标准一般可参考厂家制订的标准和各国的标准。我国 WB 的判定标准是：

HIV 抗体阳性：出现两条膜蛋白带或一条膜蛋白带加一条 $p24$ 带；

HIV 抗体阴性：不出现任何 HIV 特异性条带；

HIV 抗体可疑：出现 HIV 特异性抗体带，但带型不足以判定为阳性。

可疑结果处理：

可疑结果可能提示为感染早期或是非特异性反应，由于在当时尚无法判断，因而必须根据流行病学资料、临床表现等对受检者进行随访。随访时间以每三个月一次，连续两次仍呈可疑或阴性反应则为 HIV 抗体阴性；如在此期间发现阳性则为 HIV 抗体阳性。

【注意事项】

1. 加样时应在反应槽的一端，不要碰到纤维膜。

2. 反应时应注意温度变化，反应温度（25±3)℃，且应保持恒温。

3. 最好使用上下摇摆式摇床以充分反应。

4. 应按要求完全使用对照，不能因节省费用，而省去有些对照，如：① IgG 对照：这是一种标本标记，只有所有纤维膜出现了此条带，才说明实验有效；② 阴性对照：表示试验的特异性；③ 弱阳性对照：表示试验的敏感性；④ 强阳性对照：显示不同抗原组分的位置，以正确判读反应带型。

5. 吸出槽内液体时注意换吸头，以免交叉污染。

6. 有条件的单位最好用负压吸引器，吸去液体，使洗涤更充分。

【思考题】

1. HIV 的诊断为什么要做确认试验？

2. 取血过程中应注意什么？

（李桂霞）

第四部分
人体寄生虫学实验

实验一　线　虫

一、似蚓蛔线虫（蛔虫）

【目的】

1. 掌握蛔虫受精卵及未受精卵的形态。

2. 熟悉蛔虫成虫的形态结构。

3. 掌握常用的虫卵检查方法——粪便生理盐水直接涂片法。

【实验内容】

1. 示教标本

（1）蛔虫成虫（保藏标本）：活蛔虫略带粉红色或微黄色，经福尔马林液固定后呈灰白色。虫体圆柱形，两端较细；体表光滑，可见有细纹和明显的侧索，侧索色泽较周围稍深，隐约见于皮下。雌虫较大，尾端钝圆；雄虫尾端向腹面弯曲，有一对象牙状的交合刺。

（2）蛔虫的解剖标本：雌虫生殖器官为双管型。雄虫生殖器官为单管型。

（3）染色玻片标本：唇瓣（镜下观察）。将蛔虫前端用单面刀片切下，压片、固定、卡红染色、脱水、透明，封玻片。在低倍镜下可见口孔周围有三片唇瓣，呈"品"字形排列，背侧唇有两个乳突，复侧唇各有一个乳突。

（4）虫卵（镜下观察）。

1）受精蛔虫卵（图 4-1-1）。

2）未受精蛔虫卵（图 4-1-2）。

3）脱蛋白质膜蛔虫卵（图 4-1-3）：无论受精卵或未受精卵，当蛋白质膜脱落后，虫卵呈无色透明，观察时应注意勿与其他虫卵和植物细胞（多角形）相混淆。

4）感染期蛔虫卵：受精卵排出体外后，在外界适宜的温、湿度条件下，经过一定时间可以发育为感染期虫卵，此种虫卵在新鲜粪便中看不到。

5）病理标本：标本是从尸体解剖而得，观察时联系蛔虫的生活习性与致病性的关系（图 4-1-4）。

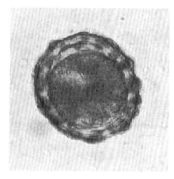
图 4-1-1　蛔虫受精卵

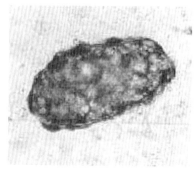
图 4-1-2　蛔虫未受精卵

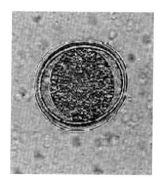
图 4-1-3　蛔虫脱卵壳卵

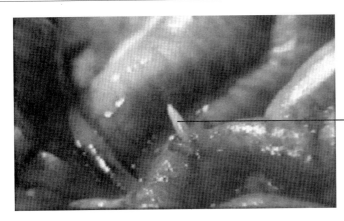

虫体从肠壁钻出

图 4-1-4 蛔虫肠穿孔

2. 镜下观察标本

（1）受精蛔虫卵：卵呈宽椭圆形，卵壳较厚，壳的表面通常有一层由虫体子宫分泌物形成的凹凸不平的蛋白质膜，在肠道内被胆汁染成棕黄色；卵内有一个大而圆的卵细胞，两端与卵壳间常有一新月形空隙。

（2）未受精蛔虫卵：呈长椭圆形（有时其形状不太规则），棕黄色，卵壳及蛋白质膜均较受精卵薄，卵内含有许多折光性较强的卵黄颗粒。

3. 技术操作

（1）厚涂片透明法（改良加藤法）（示教）

1）将粪便用 100 目不锈钢筛过滤，取粪便沉渣约 50mg，置于载玻片上，覆以浸透甘油-孔雀绿溶液的玻璃纸片，用橡皮塞轻压，使粪便铺开成 20mm×25mm 大小，置于 30～36℃温箱中 0.5h 或 25℃左右约 1h，待粪膜稍干，即可镜检。

2）玻璃纸准备：将玻璃纸剪成 22mm×30mm 大小，浸于甘油-孔雀绿溶液（含 100ml 纯甘油，100ml 水和 1ml 3％孔雀绿水溶液）中，不少于 24h，使玻璃纸浸透呈现绿色即可。使用此法需掌握粪膜的合适厚度和透明的时间，如粪膜厚，透明时间短，虫卵难以发现；如透明时间过长则虫卵变形，也不易辨认，如检查钩虫卵时，透明时间应在 30min 以内。

（2）粪便直接涂片法（操作技术）

1）试剂：0.85％氯化钠溶液（生理盐水），即 0.85g 氯化钠加蒸馏水至 100ml。

2）操作步骤：取洁净的载玻片，中央滴 1 滴生理盐水；用竹签挑取火柴头大小的粪便，置于生理盐水内调匀；左右摊开，涂成薄涂片，涂片的厚薄以透过涂片隐约可辨认书上的字迹为宜，不宜过厚并防止干涸；检查时应移动推进器，顺序观察，先用低倍镜找虫卵，再换高倍镜详细观察。

3）注意事项：检查肠道寄生虫卵，也可用自来水代替生理盐水。常规检查每一份粪便需检查 3 张涂片，粪便必须新鲜、盛粪便的容器应干净，防止污染与干燥。

【作业】

绘蛔虫的受精卵与未受精卵图。

【思考题】

1. 粪便检查未发现蛔虫卵是否可以排除蛔虫感染？

2. 蛔虫的感染率高主要与哪些因素有关？

3. 蛔虫卵的抵抗力强主要与虫卵哪些结构有关？

4. 蛔虫生活史有哪些特点？

5. 蛔虫感染可引起哪些并发症，如何防治？

二、蠕形住肠线虫（蛲虫）

【目的】

1. 掌握蛲虫卵的形态特征。

2. 熟悉成虫的外部形态。

3. 熟悉蛲虫卵常用检查方法——透明胶纸法。

【实验内容】

1. 示教标本

（1）成虫（保藏标本）：将成虫放于标本瓶内，用福尔马林液固定保存。肉眼观察：蛲虫灰白色。雌体中部膨大略呈纺锤形，尾端直而尖细。尖细部为体长的 1/3，雌虫大于雄虫。

（2）成虫（染色玻片标本）：成虫经卡红或复红染色后封片保存。低倍镜下观察：虫体外被具有横纹的角皮层，前端的角皮层膨大，形成头翼，口周有三个小唇瓣，咽管末端膨大呈球形，称咽管球。虫体中部可见充满虫卵的子宫，生殖系统为双管型。

（3）蛲虫卵：无色透明，虫卵呈不对称椭圆形，一侧扁平，一侧凸起。自虫体排出时，虫卵已发育成多细胞时期，仅需数小时即可发育为含幼虫的虫卵。

（4）技术操作（示教）

1）透明胶纸法：用宽 2cm 的透明胶剪成 6cm 的一段，贴于干净载玻片上，将其一端向胶面折叠 0.5cm，便于揭开胶纸。载玻片上的一端贴上标签，并注明检查者的姓名或编号。检查时揭下胶纸，清晨便前用纸粘贴患者肛门周围的皮肤，然后将胶纸复位平贴于载玻片上镜检。如胶纸有较多气泡，可揭开胶纸加一滴生理盐水或二甲苯，覆盖胶纸后镜检（图 4-1-5）。

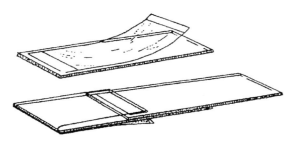

图 4-1-5 透明胶纸标本制作和透明胶纸粘取法

2）棉签拭子法：将棉签浸入试管的生理盐水中，取出拧去过多的水滴，在肛门周围擦拭，将擦拭后的棉签放入盛有饱和盐水的浮聚杯中，用力搅动，迅速提起棉签，并在瓶壁内挤净盐水后弃去，再加饱和盐水至略高于瓶口，覆盖一载玻片，5min 后取下载玻片镜检。以上两种方法于清晨解便前或洗澡前检查肛周。

2. 观察标本

（1）虫卵：在低倍镜下查找虫卵，转换高倍镜仔细观察（图 4-1-6）。

（2）成虫（染色玻片标本）：在低倍镜下观察成虫的头部及内部形态特征（图 4-1-7）。

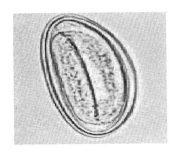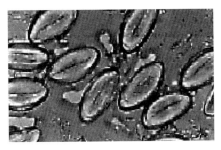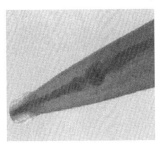

图 4-1-6　蛲虫卵（左）及透明胶纸法所见蛲虫卵（右）　　　图 4-1-7　蛲虫成虫头部

【作业】

绘蛲虫卵图。

【思考题】

1. 蛲虫感染的实验诊断应注意哪些问题？

2. 蛲虫在肠道寄生，为什么不用粪便做常规检查？

3. 根据蛲虫生活史特点，蛲虫的防治应注意哪些环节？

4. 蛲虫的异位寄生可以造成哪些损害？

三、毛首鞭形线虫（鞭虫）

【目的】

1. 掌握鞭虫卵的形态特征。

2. 熟悉成虫的寄生部位。

3. 了解成虫的外部形态。

【实验内容】

1. 示教标本

（1）成虫保藏标本：将成虫放于标本瓶内，用福尔马林液固定保存。肉眼观察：成虫体形似马鞭，前端尖细，约占虫体的 3/5，虫体后 2/5 较粗。雌虫尾端钝圆，阴门位于虫体粗大部分的前端。雄虫尾端向腹面呈螺环状卷曲，末端具有一个交合刺。

（2）成虫寄生在肠壁上标本：其头部钻入肠黏膜寄生，较粗的尾部悬挂于肠壁（图 4-1-8）。

2. 观察标本

（1）成虫：染色玻片标本，镜下观察。外形同自然标本，其前部含有一条很微细的咽管，管外绕有一串较大的杆状细胞。

（2）虫卵：在低倍镜下查找虫卵，转换高倍镜仔细观察。鞭虫卵较蛔虫卵小、呈腰鼓形，卵壳较厚，棕黄色，两端各有一个透明栓，卵内含有一个卵细胞，充满卵壳（图 4-1-9）。

【作业】

绘鞭虫卵图。

【思考题】

鞭虫和蛔虫的生活史有何异同点？

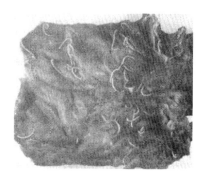

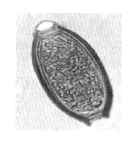

图4-1-8　鞭虫吸附在回盲部黏膜的情形　　　4-1-9　鞭虫的虫卵

四、十二指肠钩口线虫及美洲板口线虫（十二指肠钩虫及美洲钩虫）

【目的】

1. 掌握十二指肠钩虫及美洲钩虫的形态特征和鉴别要点。

2. 掌握钩虫卵的形态特征。

3. 熟悉诊断钩虫病的方法。

4. 了解虫卵计数法及试管钩蚴培养法。

【实验内容】

1. 示教标本

（1）肉眼观察成虫保藏标本：钩虫病患者经驱虫后，由粪便中收集成虫，保藏于5%福尔马林液中，可直接用肉眼观察其外部形态特征。十二指肠钩虫及美洲钩虫体壁皆略透明，呈乳白色。雌虫尾端尖细而直；雄虫尾端膨大成伞形。两种虫虫体弯曲情况不同，可作为虫种鉴别特征之一。十二指肠钩虫前端与尾端弯曲一致，似"C"字形；美洲钩虫前端与尾端弯曲相反，似"S"字形（图4-1-10）。

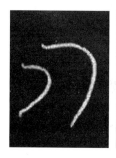
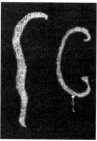

图4-1-10　美洲钩虫（左）和十二指肠
钩虫（右）成虫体态

（2）成虫染色玻片标本（镜下观察）

1）钩虫口囊：十二指肠钩虫口囊腹侧前缘有两对钩齿；美洲钩虫口囊腹侧前缘有一对板齿（图4-1-11）。

2）钩虫雄虫交合刺：十二指肠钩虫交合刺有两刺，呈鬃状，末端分开；美洲钩虫交合刺一刺末端形成倒钩，与另一刺末端合并包于膜内。

3）钩虫雄虫尾部交合伞：十二指肠钩虫交合伞略圆；美洲钩虫交合伞略扁，似扇形。

4）背辐肋：十二指肠钩虫背肋由远端分两支，每支又分3小支；美洲钩虫背肋基部分两支每支又分两小支。

（3）钩蚴观察：经钩蚴培养法所获得的钩蚴的形态特征，镜下观察：可见其做蛇样运动。

（4）病理标本：钩虫成虫寄生于小肠（图4-1-12）。

2. 技术操作

（1）钩蚴培养法（示教）：此法不需用显微镜，且阳性率比粪便涂片法高7.2倍，效果较好。常用的是小试管培养法，本法不仅可用于钩虫感染，而且还可用作虫卵计数。操作方法如下：

1）取 1cm×10cm 的一洁净试管，加入冷开水 1.5～2ml，将滤纸剪成与试管直径等宽但较试管稍长的"T"字形纸条，上端用铅笔写受检者姓名或编号和受检日期；

2）用竹签挑取混匀的粪便 0.2～0.4g（约半粒蚕豆大小），均匀地涂纸条 2/4 处，（若须做虫卵计数，则必须准确地称取 0.5g）；

3）将涂有粪便的纸条插入试管内，使滤纸下端空白处的 1/2 浸入水中，但不要触及水底，同时注意勿使粪便混入水中。置于 20～30℃ 条件下培养。培养过程中必须注意每天补充管内蒸发掉的水分；

4）3～5 日后，将纸条取出，检查管内水中有无钩蚴。若有钩蚴，在水中虫体透明，用肉眼或放大镜观察，可见其做蛇样运动。若欲作虫卵计数，则加碘液少许将钩蚴杀死，取管内沉淀部分置于载玻片上，以普通放大镜（放大 20～30 倍即可）计数钩蚴的数目。此法也可用于分离人体肠道内各种阿米巴滋养体及人毛滴虫滋养体，且能提高检出率。

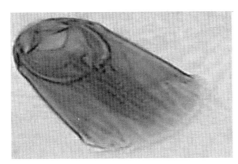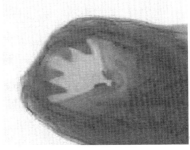

图 4-1-11　美洲钩虫口囊（左）和十二指肠钩虫口囊（右）

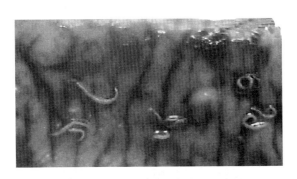

图 4-1-12　成虫吸附在肠壁上

（2）司徒尔（Stoll）法（示教）：即司氏稀释虫卵计数法。

用特制的三角烧瓶（或普通三角烧瓶），容量为 65ml 左右，在烧瓶的颈部相当于 56ml 和 60ml 处，有两个刻度，先把 0.1mol/L NaOH 溶液倒入瓶内至 56ml 处，再慢慢地加入粪便，到液面上升到 60ml 处。然后放进玻璃珠 10 余颗，用橡胶塞塞紧瓶口，充分摇动，使其成为十分均匀的混悬液，计数时充分摇匀，用有刻度的小吸管吸取 0.07ml 或 15ml 粪液置于载玻片上，加盖玻片，在低倍镜下计数全片的虫卵数，乘以 200（吸 0.075ml）或 100（吸 0.15ml）即得出每克粪便的虫卵数；由于粪便的性状明显影响估算结果，因此不成形的粪便的虫卵数应再乘粪便性状系数，即半成形粪便乘以 1.5；软湿性粪便乘以 2；粥状粪便乘以 3；水泻粪便乘以 4。

$$雌虫数 = \frac{每克粪便含虫卵数 \times 24 小时粪便克数}{已知雌虫每天排卵总数}$$

成虫总数＝雌虫总数×2

（3）饱和盐水浮聚法（学生操作）：本法利用相对密度较大的饱和盐水，使相对密度较小的虫卵，特别是钩虫卵，漂浮在溶液上面，而达浓集的目的（图 4-1-13）。

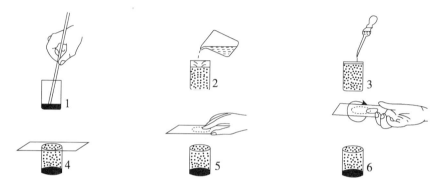

图 4-1-13 饱和盐水浮聚法

1）饱和盐水的配制：将食盐徐徐加入盛有沸水的容器内，不断搅动，直至食盐不再溶解为止。

2）操作步骤：从粪便不同部位，取黄豆大小粪块，置于盛有少量饱和盐水的浮聚杯内（高 5cm，直径约 2cm 的圆形直筒杯）。将粪便捣碎搅匀后，再加饱和盐水，加至略高于瓶口，以不溢出为止。取洁净载玻片一块，盖于瓶口，静止约 15min，盖时应避免产生气泡。将载玻片垂直向上拿起并迅速翻转，镜检。

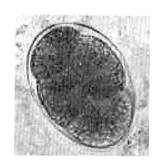

图 4-1-14 钩虫卵

3. 观察标本（镜下观察钩虫卵）

虫卵：取饱和盐水浮聚法所得虫卵（或取保存于福尔马林液中的虫卵悬液作直接涂片）进行观察。镜检时光线不要太强，应先用低倍镜寻找虫卵，然后再换高倍镜详细观察，钩虫卵为长椭圆形，卵壳薄而透明，刚排出体外的虫卵，内含有 2～4 个细胞（如粪便搁置 1～2 天后，则虫卵内细胞分裂为多细胞期或发育为幼虫期）。注意虫卵的大小、外形、颜色、卵壳及卵内容物。十二指肠钩虫和美洲钩虫的虫卵在形态上没有区别（图 4-1-14）。

【作业】

绘钩虫卵图。

【思考题】

1. 粪便检查钩虫卵时，为何常见到多细胞时期的虫卵？

2. 诊断钩虫感染常用的病原学检查方法是什么？

3. 钩虫与蛔虫生活史有哪些异同点？

4. 钩虫致病引起哪些主要症状？并阐明其致病机制。

（台凡银　张海燕）

实验二　吸　虫

一、华支睾吸虫（肝吸虫）

【目的】

1. 掌握华支睾吸虫卵的形态特征。

2. 熟悉成虫的一般形态和内部结构。

3. 了解肝吸虫生活史的各期形态，认识第一、第二中间宿主。

【实验内容】

1. 示教标本

（1）成虫活体标本（肉眼观察）：解剖猫，从其肝胆管内取得，外形如葵花子，扁平、半透明，大小为（20～25）mm×（3～5）mm，虫体前端可见口吸盘，虫体后 1/3 处可见分枝睾丸，体前中部可见盘绕的子宫，体两侧有肠管。活时呈肉红色并可见到虫体蠕动。

（2）幼虫（镜下观察）：生活史各期幼虫标本，10％福尔马林固定，酸性卡红染色的玻片标本。

1）胞蚴：为长袋状结构，内含许多胚细胞、胚团或正在发育的雷蚴。

2）雷蚴：亦呈长袋状结构，但在一端有一肌性的咽和一个不长的原始消化管，内含胚细胞、胚团和正在发育的尾蚴。

3）尾蚴：分体、尾两部。体部呈椭圆形，有一对黑色的眼点，并可见到口、腹吸盘和排泄囊等构造，有尾，尾部较长，为体部的 2～3 倍，有鳍。

4）囊蚴：取鱼肉压片镜检，囊蚴椭圆形，淡黄色，大小为 120～140μm。有两层囊壁，囊中幼虫可见口、腹吸盘及含有黑色颗粒的排泄囊。

（3）病理标本：肝剖面，了解成虫寄生在肝胆管内情况。

（4）华支睾枝虫中间宿主

1）第一中间宿主：豆螺、沼螺。

2）第二中间宿主：淡水鱼类（麦穗鱼）、淡水虾。

2. 技术操作（示教）

（1）鱼肉压片法查囊蚴：用小刀括取鱼脊背部肌肉，放在两张载玻片的中间，用力将鱼肉压成薄片，在低倍镜下顺序检查肉内的华支睾吸虫囊蚴。

（2）鱼肉消化检查囊蚴（示教，介绍方法）：将鱼肉切成细碎小块，放在人工消化液内，置 37℃孵箱内 5～12h，并不时加以搅拌，然后用"水洗自然沉淀法"处理，从沉渣中检查囊蚴。

3. 观察标本

（1）成虫（保藏标本）：观察大小、形态。

（2）染色玻片标本：固定后的虫体，经染色透明，用树胶封片即成，用低倍镜观察如下结构（图 4-2-1）。

1）腹吸盘较口吸盘略小，位于体前的 1/5 的腹面。

2）肠管沿虫体两侧直达后端，以盲管终止，中途无显著曲折。

3）排泄囊为"S"形的长袋状结构，占虫体的 1/3 中线部位。

4）雄性生殖器有两个睾丸，前后排列，分枝状，位于虫体后 1/3 处。每个睾丸各有一输出管，向前延伸至虫体中部，汇合成输精管，经储精囊、射精管，开口于腹吸盘之前的生殖腔。缺雄茎囊及前列腺。

5）雌性生殖器官有卵巢，分三叶，位于睾丸的前方，其下方有一个椭圆的受精囊及一根细长的劳氏管。子宫位于卵巢和腹吸盘之间，其中充满虫卵，自卵模前开始盘曲而上，开口于腹吸盘前的生殖腔。卵黄腺滤泡状，分布于虫体中段两侧。

通过上述观察，认识典型的华支睾吸虫具有体扁平、葵花子状，有口、腹吸盘，雌雄同体，消化系统不完整（无肛门）等特点。

（3）虫卵：可用粪便直接涂片法或沉淀法，或吸取福尔马林保存液中的虫卵少许，涂片镜检。华支睾吸虫卵是人体常见寄生虫虫卵中最小者。形似芝麻或灯泡状，淡黄色。壳厚，窄的一端是前端，有明显的小盖。小盖周围卵壳外凸而形成肩峰，后端钝圆，有一个由卵壳增厚而形成的逗点状突起。卵内可见一个发育成熟的毛蚴（图 4 - 2 - 2）。

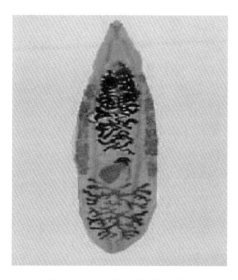

图 4 - 2 - 1 华支睾吸虫成虫

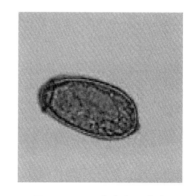

图 4 - 2 - 2 华支睾吸虫卵

【作业】

1. 绘肝吸虫成虫图。

2. 绘肝吸虫虫卵图。

【思考题】

1. 试述肝吸虫的形态特征和生活史。

2. 试述肝吸虫的危害以及主要防治措施。

二、布氏姜片吸虫

【目的】

1. 掌握虫卵的鉴别要点和熟悉成虫的形态特征。

2. 了解布氏姜片虫的中间宿主和植物媒介。

【实验内容】

1. 示教标本

（1）成虫（保藏标本，肉眼或放大镜观察）：姜片虫为寄生在人体吸虫中的最大虫体，虫体扁平而肥厚，长椭圆形，活虫呈肉红色，形状如肉片，死后经福尔马林液固定后呈灰白色，外形很像姜片。口吸盘小，位于体前端腹面，腹吸盘较大，呈漏斗状（呈明显的凹陷），两者相距很近。

（2）尾蚴（玻片标本，镜下观察）：分体、尾两部。体呈椭圆形，体部有口、腹吸盘及肠管，尾部细长。

（3）囊蚴：将自菱角等水生植物上刷下的囊蚴染色制片。略扁圆。具三层囊壁，外壁脆弱易破，内壁坚韧。囊内幼虫排泄系统的集合管所含折光颗粒不规则地排列在囊内两边。

（4）中间宿主和水生植物媒介

1）中间宿主：扁卷螺。

2）水生植物媒介：水红菱、荸荠、茭白，姜片虫尾蚴在这些水生植物表面形成囊蚴。

2．观察标本

（1）成虫染色玻片标本（肉眼或解剖镜下观察）（图4-2-3）

1）虫体叶片状，口吸盘小，位于体前端，腹吸盘比口吸盘大4～6倍，两者距离甚近。

2）消化管有口、咽、短的食道，肠管分两支，沿虫体两侧下行，有4～6个弯曲。

3）雄性生殖器官有两个睾丸，高度分枝呈珊瑚状，在虫体后1/2处呈前后排列。阴茎袋长袋形，经子宫的背面，向前开口于腹吸盘前的生殖腔。

4）雌性生殖器官有卵巢一个，分支状。梅氏腺球形，与卵巢左右排列。无受精囊。卵黄腺滤泡状，布满虫体两侧。劳氏管不易见到。

5）子宫高度迂曲前行，开口于腹吸盘前的生殖腔。

（2）虫卵（保存液）（图4-2-3）

1）大小：为人体寄生虫虫卵中最大的虫卵。

2）形状：卵圆形。

3）颜色：淡黄色。

4）卵壳：壳薄，一端具有一不明显的小盖。

5）内容物：卵内可见到20～40个卵黄细胞和一个卵细胞（经固定的虫卵常不易见到）。

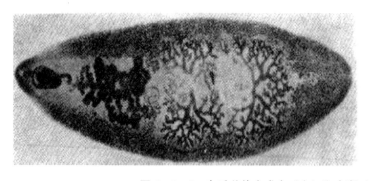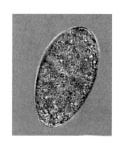

图4-2-3　布氏姜片虫成虫（左）和虫卵（右）

【作业】

绘姜片虫卵图。

【思考题】

1. 试述姜片虫的感染阶段、寄生部位和感染途径。

2. 试述姜片虫发生地方性流行的因素,其防治原则是什么?

三、卫氏并殖吸虫(肺吸虫)

【目的】

1. 掌握虫卵的鉴别特点。

2. 熟悉成虫的主要形态特征。

3. 了解中间宿主的主要形态特征。

4. 熟悉痰液中虫卵的检查方法。

【实验内容】

1. 示教标本

(1)成虫(大体标本,肉眼观察):虫体椭圆形,前端较窄,腹面扁平,背面隆起,活虫为肉红色,死后为灰白色。在腹面稍前方,可见一小点状的腹吸盘。

(2)尾蚴(封片标本,镜下观察):体部呈椭圆形,体前端有一个较大的口吸盘,前端背侧有一明显的锥刺。尾部很短,呈椭圆形。

(3)囊蚴(封片标本,镜下观察):圆形,直径为300～400mm,乳白色,具有内、外两层囊壁,外壁薄而易破,内壁厚而坚韧。囊内后尾蚴口吸盘部可见锥刺。肠管呈螺旋状弯曲。排泄囊占肠支间全部空隙,内含无数颗粒,显微镜下显暗色。

(4)中间宿主

1)第一中间宿主:川卷螺。

2)第二中间宿主:石蟹、蝲蛄。

(5)病理标本(肉眼观察):采自病犬,肺脏表面可见椭圆形突起的囊状物,内含有成对肺吸虫成虫。

2. 观察标本

(1)成虫染色玻片标本(图4-2-4)(解剖镜下观察):将其形态结构与前面所学过的吸虫进行比较观察。

1)形状:虫体肥厚,椭圆形。

2)吸盘:口吸盘位于前端,腹吸盘位于中横线之前,二者大小相近。

3)消化系统:食管短,肠支有3～4个明显弯曲,位于虫体两侧。

4)雌雄生殖器官:一对分枝状睾丸,左右并列分布于虫体后1/3处。呈佛手状的卵巢和充满虫卵的子宫左右并列分布于腹吸盘之后。卵黄腺发达,分布于整个虫体两侧。

5)排泄囊:十分显著,从咽部直伸向末端开口,为腔隙状的淡色区。

(2)虫卵:多随痰液排出,但因痰液常被咽下,故粪便中亦可找到。吸取吸虫卵保存液1滴,涂于玻片上,在低倍镜下观察,肺吸虫虫卵形状变异较大,但基本形态为缸形,较大的一端有明显的卵盖,较小的一端卵壳稍增厚,卵呈金黄色。内部有5～12个卵黄细胞,在新鲜标本中可见一个较为显著的卵细胞(图4-2-4)。因为虫卵形态大小变化甚大,应多找几个虫卵仔细观察,选择较为典型的虫卵绘图。

【作业】

绘肺吸虫卵图。

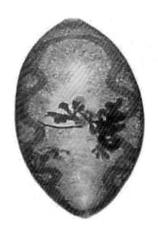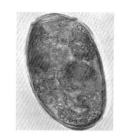

图 4-2-4 卫氏并殖吸虫成虫（左）虫卵（右）

【思考题】

1. 试述肺吸虫卵与姜片虫卵的鉴别特点。

2. 一个咯血病人怎样被怀疑患了肺吸虫病？

3. 卫氏并殖吸虫成虫寄生在人体何部位？有哪些致病作用？

四、日本血吸虫

【目的】

1. 掌握日本血吸虫成熟虫卵的形态特征。

2. 熟悉日本血吸虫成虫的形态特征，了解各期幼虫的形态特征。

3. 熟悉日本血吸虫病的病理变化。

4. 了解日本血吸虫病常用的诊断方法并熟悉沉淀法和孵化法的技术操作。

【实验内容】

1. 示教标本

（1）成虫（大体标本）：解剖人工感染病兔取出活虫，用放大镜观察。血吸虫有雌雄区别，虫体似线形，约 1cm 长。雄虫为乳白色，体形粗短；雌虫为黑色，前段细长，后段略粗。雌虫经常被雄虫合抱，仅腹吸盘之前的虫体部分游离于外（图 4-2-5）。注意：雄虫常用吸盘吸住皿底。

（2）幼虫（封片标本，镜下观察）

1）毛蚴：在低倍镜下观察生活的毛蚴。毛蚴体呈梨形，无色、透明，体表被纤毛。观察孵化瓶中的毛蚴时，将三角烧瓶放在光亮处对光观察，背面以一合适角度衬以黑纸板，在瓶颈部的水面下 1～2cm 范围内可见极细小之长形白点，作直线来回快速运动，此即毛蚴。

2）尾蚴：观察新逸出的尾蚴，注意大小、活动情况。尾蚴分体、尾两部，游动时尾部振动的频率甚大，尾部末端分叉为其形态特点。染色玻片标本可见腹吸盘和成对的头腺，腺管通向前端，尾部分叉。

3）中间宿主钉螺：结合瓶装螺壳标本和饲养缸中活螺示教标本，注意以下特点：属于小型螺，大小为 5～10mm，为 4～9 个螺旋，多为 5～7 个。我国钉螺有两个类型：①平原、湖沼地带钉螺螺壳上有纵肋称肋壳钉螺。②丘陵、山区钉螺螺壳光滑无纵肋称光壳钉螺。

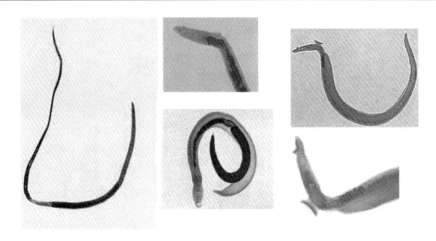

图 4-2-5　血吸虫成虫

（左：雌虫，中上：雌虫前端，中下：雌雄合抱，右：雄虫前端和抱雌沟）

2. 标本观察

（1）染色玻片标本：有雌虫、雄虫和雌雄合抱三种。内部为吸虫式的基本构造，低倍镜下注意观察下列各点：

1）雌、雄虫的吸盘：口吸盘在虫体的最前端腹面，腹吸盘距口吸盘不远，向外突出如杯状，有粗短蒂柄与体部相连。

2）消化器官：口位于口吸盘中，血吸虫缺咽，口下为食管。肠管自腹吸盘附近分为 2 支至虫体后 1/3 处又合并为一，直达虫体后端以盲端而终止。肠内有黑色物质，为消化的血色素，此物质在雌虫肠内多于雄虫，故雌虫呈黑色。

3）雄虫生殖器官：睾丸 6～8 个，纵形排列于腹吸盘后方，为紫红色团块，生殖孔开口于腹吸盘下方。贮精囊偶尔可见，位于睾丸前方为淡红色团块，雄虫自腹吸盘后面起，虫体两侧向腹面卷曲，形成抱雌沟，观察时仔细体会。

4）雌虫生殖器官：卵巢染色较深，为椭圆形，位于体中横线后，输卵管自卵巢后方发出，沿虫体一侧向前延伸。卵黄腺分布于卵巢以下的虫体后部，有一卵黄管由卵黄腺向上，沿卵巢另一侧内前伸，在卵巢前方与输卵管汇合通入略膨大的卵模，卵模周围有梅氏腺（不易分辨）。卵模再向上延伸即为直管形的子宫，子宫通腹吸盘后方的生殖孔，子宫内通常含虫卵数十个左右。

（2）雌雄虫合抱染色标本：进一步观察合抱状态和理解抱雌沟的概念。

（3）虫卵：取虫卵保存液作涂片，低倍镜或高倍镜观察。成熟卵较大，为椭圆形，淡黄色，壳薄，无卵盖。一端旁侧可见小刺，但因位置或粪渣及坏死组织附着于卵壳，有时不能见到。卵内可见到一鞋底形的成熟毛蚴。若为活卵，可见卵内毛蚴的纤毛颤动。未成熟卵较小，卵内为不同发育阶段的胚胎或呈颗粒样结构。其他结构同成熟卵。肝肠组织内的死卵有的呈黑团块，有的内部结构紊乱，形态模糊，卵色呈灰黄或灰褐色（图 4-2-6）。

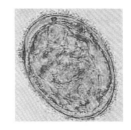

图 4-2-6　血吸虫虫卵

（朱树国）

实验三　绦　虫

一、链状带绦虫（猪带绦虫）

【目的】

1. 了解链状带绦虫成虫完整虫体的形态。

2. 掌握链状带绦虫的头节、成熟节片、妊娠节片及虫卵的形态特征。

3. 熟悉猪囊尾蚴的形态及在肌肉与组织中的致病情况。

4. 掌握链状带绦虫病及猪囊尾蚴病的实验诊断方法。

【实验内容】

1. 示教标本（图 4-3-1）

（1）猪带绦虫成虫浸制标本：对猪带绦虫成虫作肉眼观察，虫体乳白色，扁长如带，较薄，略透明，长 2～4m，节片数 700～1000 节。头节呈圆球形，颈部纤细；幼节节片短而宽，成节近方形、妊娠节片长方形、可见子宫分支；生殖孔不规则地位于节片一侧。

（2）猪带绦虫成熟节片（染色玻片标本）：染红色，睾丸滤泡状，每节约 150～200 个。卵巢分为 3 叶，即左右 2 叶和中央小叶，子宫管状，从卵巢发出一根细管状阴道与睾丸输出管汇集的输精管平行，开口于生殖孔。

（3）猪带绦虫妊娠节片（玻片压片标本，肉眼或低倍镜观察）：将妊娠节片置两块载玻片之间，轻轻加压，肉眼或解剖镜观察可见从子宫主干每侧发出分支 7～13 支。

（4）猪带绦虫头节（染色玻片标本，镜下观察）：头节圆球形，上有 4 个吸盘，顶端有一顶突，上有 2 圈大小相间的小钩，有 20～50 个。

（5）猪囊尾蚴浸制标本：黄豆大小、白色半透明的囊状物，囊内壁上有一小白点，即为内陷的头节。

（6）心、肌肉内寄生的病理标本：观察囊尾蚴在猪脑、心、肌肉等的寄生情况。

2. 观察标本（图 4-3-1）

（1）猪带绦虫虫卵（镜下观察）：虫卵中等偏小、圆球形、卵壳薄、多破损脱落、胚膜较厚、棕黄色、具放射状条纹，内含球形的六钩蚴、有 3 对小钩。注意，如果虫卵尚不成熟或标本放置过久，则六钩蚴的小钩可能看不清楚。猪带绦虫虫卵应与某些植物花粉颗粒鉴别。

（2）猪囊尾蚴（染色玻片标本，镜下观察）：头节已翻出，结构与成虫头节相同，呈球形，直径约 1mm，有顶突和 25～50 个呈内外两圈排列的小钩及 4 个圆形吸盘。后部为囊壁。

（3）猪带绦虫妊娠节片（肉眼或镜下观察）：观察卡红染色或墨汁注射玻片标本，子宫分支不整齐，每侧有 7～13 支（注意只数侧支的主干）。

3. 技术操作

（1）猪囊尾蚴压片检查法：以手术方法摘取皮下结节或浅部肌肉包块，分离出囊尾蚴，直接观察猪囊尾蚴的囊壁和内陷的头节后，置载玻片上，用镊子挑破囊壁，加载玻片轻轻加压，在解剖镜或低倍镜下观察吸盘和小钩。

（2）猪带绦虫妊娠节片检查法：用镊子夹取孕节，水洗后置两载玻片间，轻压固定，对光观察子宫分支情况，自基部计数子宫一级分支数目，以鉴定虫种。若子宫分支不清楚，

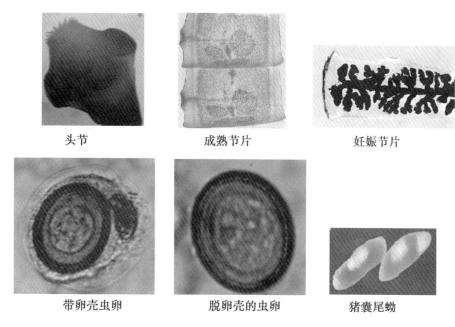

| 头节 | 成熟节片 | 妊娠节片 |

| 带卵壳虫卵 | 脱卵壳的虫卵 | 猪囊尾蚴 |

图 4-3-1 链状带绦虫

可采用墨汁注射法，即水洗后用滤纸吸干虫体表面的水分，用 1ml 注射器，4 号针头，抽取墨汁少许，从孕节中央子宫一端进针，缓慢推注墨汁于子宫腔内，可见墨汁进入各子宫分支。水洗多余，将孕节夹于两载玻片间观察并计数子宫分支情况，确定虫种。

鉴定新鲜妊娠节片时应戴橡皮手套以防止感染。

【作业】

1. 绘带绦虫卵和孕节图。

2. 绘猪囊尾蚴头节图。

【思考题】

1. 猪带绦虫有哪些形态特征？

2. 人患囊尾蚴病是怎样引起的？其感染阶段是什么？有何危害？

3. 为什么患猪带绦虫病应及时治疗？如何确定猪带绦虫病的治疗效果？

二、肥胖带绦虫（牛带绦虫）

【目的】

1. 掌握肥胖带绦虫的头节、孕节的形态特征。

2. 熟悉肥胖带绦虫完整虫体及囊尾蚴的形态。

3. 掌握两种带绦虫的形态鉴别要点。

【实验内容】

1. 示教标本

（1）牛带绦虫成虫浸制标本（肉眼观察）：虫体较猪带绦虫肥大，不透明，孕节可见子宫分支，长 4～8m 或更长，节片数为 1000～2000 节，头节近方形。

（2）牛带绦虫头节（染色玻片标本，镜下观察）：方形，直径为 1.5～2mm，具有 4 个圆形吸盘，无顶突及小钩（图 4-3-2）。

（3）牛带绦虫妊娠节片（染色玻片标本，肉眼或镜下观察）：长方形，子宫发达，内充满虫卵，子宫分支较整齐，每侧从子宫主干发出的一级分支数为 15～30 支（图 4-3-2）。

（4）牛囊尾蚴浸制标本：外观与猪囊尾蚴相似。

（5）囊尾蚴在牛肌肉内寄生的病理标本：观察囊尾蚴在牛肌肉的寄生情况。

2. 观察标本

（1）牛囊尾蚴（染色玻片标本，肉眼或镜下观察）：似猪囊尾蚴。鉴别点为头节与牛带绦虫成虫头节相同。

（2）牛带绦虫妊娠节片（染色玻片标本，肉眼或镜下观察）：卡红染色和墨汁染色，子宫分支较整齐，每侧有 15～30 支，枝端多有分叉。

3. 两种带绦虫的形态鉴别要点见表 4-3-1。

【作业】

绘牛带绦虫妊娠节片图。

【思考题】

1. 肛周拭子法为何主要适用牛带绦虫感染的检验？

2. 对肠道绦虫的驱虫治疗，其注意事项是什么？

3. 如何鉴别猪带绦虫与牛带绦虫？

表 4-3-1　猪带绦虫与牛带绦虫的区别

区别点	猪带绦虫	牛带绦虫
体长	2～4m	4～8m
节片	700～1000 节，较薄，略透明	1000～2000 节，较厚，不透明
头节	球形、直径约 1mm，具顶突和 2 圈小钩约 25～50 个	略呈方形、直径 1.5～2.0mm，无顶突和小钩
成熟节片	卵巢分左右 2 叶和中央小叶，睾丸滤泡状，每节 150～200 个	卵巢分 2 叶，睾丸 300～400 个
妊娠节片	子宫分支不整齐，每侧约 7～13 支	子宫分支较整齐，每侧 15～30 支，枝端多有分支
囊尾蚴	头节有顶突和小钩、寄生人体可引起囊尾蚴病	头节无顶突和小钩、一般不寄生人体

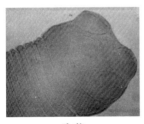

头节

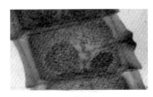

成节

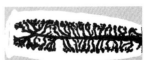

妊娠节片

图 4-3-2　肥胖带绦虫

（侯翠萍）

实验四　溶组织内阿米巴

【目的】

1. 掌握溶组织内阿米巴滋养体及包囊形态特征。

2. 熟悉粪便检查阿米巴滋养体及包囊的方法。

3. 了解溶组织内阿米巴体外培养方法及铁苏木素染色法。

【实验内容】

1. 示教标本

（1）病人大肠壁溃疡病理标本及病理切片标本：其特点表现为结肠黏膜面有大小不等的溃疡，溃疡之间黏膜正常。

（2）阿米巴肝脓肿病理标本：脓肿大的，有纤维组织所形成的脓肿壁，脓腔内有未被溶解的结缔组织，形成带状支持架贯通脓腔。

（3）溶组织内阿米巴滋养体（铁苏木素染色玻片标本）（图4-4-1）。

（4）溶组织内阿米巴包囊（铁苏木素染色玻片标本和碘液染色标本）。

2. 观察标本

（1）铁苏木素染色滋养体标本：用高倍镜按顺序寻找，若发现体积较大，外缘透明，有不规则的伪足，内为颗粒状而有黑色细胞核的物体，则可能是滋养体。将其移至视野中心，滴1滴香柏油，换油镜，用细调螺旋调焦距，看到清晰的滋养体后。注意观察滋养体的以下特征：①外形圆或椭圆形，虫体直径一般为 $20\sim30\mu m$；②外质无色透明，常显示有伪足；③内质为蓝黑色颗粒状，食物泡中含有完整或半消化的圆形蓝灰色或灰白色的红细胞，此点为滋养体的最主要特征（染色后红细胞被脱色，仅见空泡）；④核圆形，有薄而染黑色的核膜，膜内缘可见分布较均匀或聚在一边呈镰刀形的染色质粒，核中央有一黑色的点状核仁。但应注意：①在玻片中因制片的关系，外质会很不清楚，滋养体外围的空白圈并非是外质，而是虫体收缩留下的空白处；②伪足是不能或不易看到的，如有伪足，则在伪足处最明显。

（2）活滋养体：从患者新鲜粪便中的脓血部分取材，立即做生理盐水涂片，加盖玻片后用高倍镜观察；或保存在37℃条件下的人工培养液中，吸取少量培养物滴于载玻片上加盖玻片后仔细观察。阿米巴为透明活动体，注意伪足的形成及运动特点（定向运动），常因室温低或放置久而运动迟缓。人工培养的滋养体，食物泡内不含红细胞，而含淀粉颗粒。在活体中细胞核不易看到。此种涂片不可用油镜观察。临床进行滋养体检查时应注意：快速送检；气温低时，应注意保温，必要时要用保温台保持温度，或先将载玻片和生理盐水略加温，使滋养体保持活动状态，便于观察；避免尿液污染粪便；取有脓血的粪便检查；粪容器不要含化学试剂；涂片要薄而均匀。

（3）溶组织内阿米巴包囊（碘液染色玻片标本，低倍镜观察）：包囊呈圆形，很小（直径 $5\sim15\mu m$），呈黄色或棕黄色，糖原泡为棕红色，囊壁、核仁和拟染色体均不着色。找到后再转高倍镜观察，注意细胞核往往不在同一水平面上，核数在1~4个（常见4个）。观察包囊必须与人酵母菌或脂肪滴鉴别：人酵母菌形态大小不同，内含较大的空泡；脂肪滴的反光性较强，不着色，无任何结构。

（4）溶组织内阿米巴包囊（铁苏木素染色玻片标本）：铁木素染色的包囊为深蓝色，未成熟包囊内见染成蓝色棒状的拟染色体，糖原被溶解后形成的空泡（糖原泡）。成熟包囊中可见 4 个细胞核。成熟包囊为溶组织阿米巴的感染期。

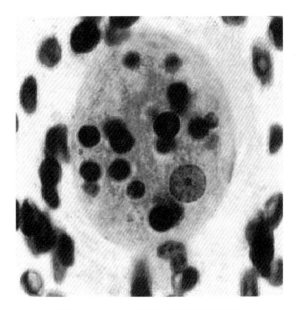

图 4-4-1　溶组织内阿米巴滋养体

3. 技术操作　碘液涂片法。

（1）材料：碘液、竹签、洁净玻片。

（2）碘液配方：碘化钾 6g，溶于 100ml 蒸馏水中，再加入碘 2g，溶解后贮于棕色瓶中即可使用。

（3）操作方法：以碘液代替生理盐水滴加于载玻片上，挑取米粒大小的粪便置于碘液中，调匀涂片，加盖玻片。

（4）注意事项：若需同时检查活的滋养体，可在玻片的另一侧滴 1 滴生理盐水，同上法涂抹粪便标本，再加盖玻片，这样便可在检查包囊的同时检查滋养体。

【作业】

1. 绘溶组织内阿米巴滋养体图（铁苏木素染色）。

2. 绘溶组织内阿米巴包囊图（碘染）。

【思考题】

1. 何谓溶组织内阿米巴生活史的基本过程？

2. 如何诊断肠阿米巴病和肝阿米巴病？在诊断中应注意什么事项？

3. 在粪便中检查阿米巴滋养体和包囊时应注意些什么？

（李　睿）

实验五　鞭毛虫

一、阴道毛滴虫

【目的】

1. 掌握阴道毛滴虫滋养体的形态特征。

2. 熟悉阴道分泌物生理盐水直接涂片法。

【实验内容】

1. 示教标本

（1）活阴道毛滴虫滋养体：高倍镜可见，阴道毛滴虫呈水滴状，是折光性强的透明体。可见活动的前鞭毛，伸出虫体的轴柱及轴柱末端和波动膜，但看不到核。前鞭毛体聚集成1～2束，摆动迅速，波动膜呈波浪运动，使虫体向前旋转运动。

（2）阴道毛滴虫滋养体姬氏染色玻片标本（油镜观察）：虫体呈梨形或椭圆形；虫体前1/3处可见一个椭圆形紫染的胞核。胞质呈蓝色；轴柱粉红色，贯穿虫体并从末端伸出，从虫体前缘发出4根前鞭毛和1根后鞭毛，鞭毛染成粉红色，体外侧前1/2处有一波动膜，其外缘与向后延伸的后鞭毛相连（图4-5-1）。

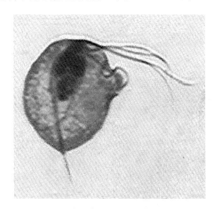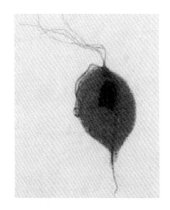

图4-5-1　阴道毛滴虫

2. 标本观察　与示教标本（2）相同。

3. 技术操作

（1）直接涂片法检查阴道毛滴虫：用消毒棉签在病人阴道后穹窿及阴道壁上取分泌物，涂在滴加生理盐水的载玻片上，加盖玻片，镜检，可见活滋养体。

（2）阴道毛滴虫培养方法（示教或讲解）

1）培养基的配制：15%肝浸液100ml，蛋白胨2g，葡萄糖0.5g。将以上成分混合，加热溶化，经滤纸过滤，调节pH至5.5～6.0。每管分装5ml，8磅20min高压灭菌，冷却后，置37℃恒温箱中24h，证明无菌后，贮存于冰箱备用。接种前每管加灭活无菌马血清1ml，即可用。

15%肝浸液的制备：取牛或兔肝 15g，洗净，剪碎如小米粒大小，浸入 100ml 蒸馏水中，置冰箱过夜，次日煮沸半小时，用 4 层纱布过滤除去渣滓，补充蒸馏水至 100ml，即成 15%肝浸液。

2）接种与培养：以无菌棉拭从阴道后穹窿处取分泌物，无菌接种入上述的培养基中，初次接种和第 1、2 次转种时，应加青霉素 5 万～10 万 U/2ml 培养基。培养基的 pH 在 5.4～6.8之间，以 37℃温箱培养 24～48h 后即可取管底沉淀镜检。

【作业】

绘阴道毛滴虫滋养体图。

【思考题】

1. 滴虫性阴道炎的发病与哪些因素有关？

2. 如何对阴道毛滴虫可疑病人进行病原学检查？

二、蓝氏贾第鞭毛虫

【目的】

1. 熟悉蓝氏贾第鞭毛虫包囊的形态特征。

2. 熟悉蓝氏贾第鞭毛虫滋养体的形态特征。

【实验内容】

1. 示教标本

（1）蓝氏贾第鞭毛虫滋养体铁苏木素染色标本。

（2）蓝氏贾第鞭毛虫包囊铁苏木素染色标本。

2. 观察标本（图 4-5-2）

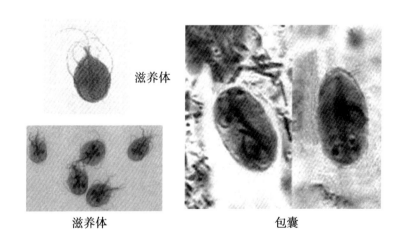

滋养体

滋养体　　　　　　　　　　　包囊

图 4-5-2　蓝氏贾第鞭毛虫滋养体（左）和包囊（右）

（1）蓝氏贾第鞭毛虫包囊铁苏木素染色标本（油镜观察）：包囊呈卵圆形，囊壁很厚，不着色，与虫体间有明显的间隙。囊内可见 4 个细胞核，核的位置偏于一端，核仁清晰，并可见到鞭毛、轴柱及丝状物。

（2）蓝氏贾第鞭毛虫滋养体铁苏木素染色标本：滋养体呈梨形，两侧对称，前端钝圆，后端尖细，长为 9～12μm，宽为 5～15μm。前部有两个吸盘，每个吸盘内各有一卵圆形的泡状核，核内各含有一大的核仁，两核之间有 2 条纵贯虫体的轴柱。滋养体共发出 4 对鞭毛，即前鞭毛 1 对、中鞭毛 1 对、腹鞭毛 1 对和尾鞭毛 1 对。有时在轴柱中部可见一逗点状或半圆形的副基体。

【作业】

绘制蓝氏贾第鞭毛虫包囊图。

【思考题】

1. 试述蓝氏贾第鞭毛虫对人的危害，如何进行防治？
2. 简述蓝氏贾第鞭毛虫的检查方法及注意事项。

（张思英　张业霞）

实验六　孢子虫

一、疟原虫

【目的】

1. 掌握人体间日疟原虫及恶性疟原虫在周围血液中各期的形态特征。

2. 熟悉血片（薄片）的制作过程及染色方法。

【实验内容】

1. 示教标本

（1）薄血片内的间日疟原虫红细胞内期各阶段和恶性疟原虫的环状体和配子体。

（2）蚊体内的疟原虫（子孢子、卵囊）。

（3）媒介按蚊针插标本。

2. 观察标本

（1）间日疟原虫薄血片（油镜观察）：取一张经瑞氏染液染色的薄血片，首先认清有血膜的一面为观察面，在涂片上滴加镜油后，在油镜下耐心仔细按顺序观察，红细胞被染成淡红褐色，疟原虫的胞质被染成蓝色，核染成紫红色。但并非一个红点或蓝块即为疟原虫，因为可能有染液沉渣及其他异物混淆，区别异物的主要依据是掌握显微镜的细调节器，通过它的上下移动，若红蓝色块与红细胞在同一平面而具有一定的轮廓结构属疟原虫，反之则为异物。当确定为疟原虫后，进一步辨认它属哪一期。在薄血片中可找到各种白细胞，对其形态应加以回忆，以免混淆。

1）环状（滋养）体：被寄生的红细胞尚无改变，原虫形如宝石戒指。核染成紫红色呈点状，胞质染成天蓝色呈环状，其大小占红细胞直径的1/4～1/3。

2）大滋养体：被寄生的红细胞胀大，颜色变浅（褪色），常有许多细小而颜色鲜红的薛氏小点密布在红细胞上。原虫本身变化多端，主要特征是细胞质有伪足伸出，形状不规则，并形成空泡，无着色，紫红色的核显著增大。胞质中出现棕褐色烟丝状，可见黄褐色的疟色素。

3）裂殖体：胞质开始变为致密，失去空泡及伪足。核开始分裂，然后细胞质分裂，当还未分裂完毕时，此时称为未成熟裂殖体。待两者分裂并形成12～24个裂殖子时即为成熟裂殖体，此时疟色素集中在虫体中央或一侧。

4）配子体：被寄生红细胞显著胀大，疟原虫充满整个红细胞。它们有雌（大）雄（小）配子体之分。雌配子体主要特征为核较小而致密，染成深红色，位于虫体边缘；胞质深蓝色。雄配子体核较大而疏松，染成淡红色，位于虫体中央；胞质为淡紫红色或淡蓝色。

（2）恶性疟原虫薄血片（油镜观察）：恶性疟患者周围血液涂片一般仅能见到环状体及配子体。

1）环状体：占红细胞直径的1/6～1/5。核小，胞质纤细，常具有下列三个特点：①常具有两核（点）。②同一红细胞常可见到一个以上原虫寄生。③环状体多贴在红细胞边缘。

2）配子体：呈半月形或香蕉形，其所寄生的红细胞常因胀破而不见或仅能见到部分，附在配子体凹面的一侧。雄配子体两端较钝，呈香蕉形，核大而疏松位于虫体中央；雌配子体两端较尖，呈新月形，核较小而致密，位于虫体中央。疟色素围绕于核的周围。

3. 技术操作　厚、薄血片制作与染色

(1) 薄血片的制作与染色：将人工感染伯氏疟原虫之小白鼠剪去小节尾巴（1mm），挤取适量血 1 滴置于一张洁净载玻片（甲片）上的一端，另取玻片（乙片）作为推片。使乙片一端接触甲片血滴，血滴即向两侧分散，两片之间保持 30°的角度。将推片迅速向前推去，直至甲片的另一端为止。注意推动时要保持一定速度，切忌过分用力或中途停顿。涂片完毕后，将其置于空气中干燥，用小玻棒蘸甲醇或无水乙醇固定血膜。滴加瑞氏染液于已划好蜡线的血膜上，使血膜全部为染液所遮盖，立即滴加等量缓冲液，然后轻轻摇动血片，使染液与水混合均匀，静置 5~10min，冲洗，待干后镜检。

薄血片制作时应注意：玻片要洁净，无油脂。血量适中，推速均匀，以防血膜过厚、过薄或出现条状横纹。血膜在干燥过程中，应避免灰尘或苍蝇舐吸，同时切忌与水接触，以防止血溶。

(2) 厚血片的制作：血液同样取自人工感染伯氏疟原虫的小鼠。剪去其尾尖，挤出 2 小滴血，分两处置于载玻片同一端，相隔约 1cm。然后以左拇指和食指握持玻片的两端，右手持推片（边缘要光滑），以推片一个角将外侧的一滴血均匀涂成直径 0.5cm 大小的血膜，此为厚血膜。血片充分晾干后，用滴管滴水于血膜上溶血，待血膜呈灰白色时，将水倒去，晾干。再用甲醇或无水乙醇固定，然后同上染色。

厚血膜片制作时应注意：溶血时间不可太长，不可振荡，以防血膜脱落。

【作业】

1. 彩色笔绘出所观察到的间日疟原虫各期形态。

2. 用彩色笔绘出所观察到的恶性疟原虫环状体和配子体。

【思考题】

1. 间日疟原虫生活史包括哪些阶段，各阶段与临床的关系如何？

2. 是什么原因导致疟疾的临床发作、再燃和复发？

3. 疟疾的流行有何特征？如何防治？

二、刚地弓形虫

【目的】

1. 熟悉弓形虫速殖子（滋养体）的形态结构，了解卵囊的形态。

2. 了解弓形虫的检查方法。

【实验内容】

1. 示教标本（图 4-6-1）

(1) 刚地弓形虫速殖子染色玻片标本。

(2) 刚地弓形虫卵囊染色玻片标本（高倍镜观察）：取猫粪作生理盐水涂片染色。卵囊呈圆形或椭圆形，大小 $9\mu m \times 12\mu m$，具有两层透明的囊壁，内含两个孢子囊，每个孢子囊内含 4 个新月形的子孢子。

2. 观察标本　速殖子染色玻片标本（油镜观察）：速殖子香蕉形或半月形，$(4~7)\mu m \times (2~4)\mu m$，一端较尖，一端钝圆，长 $4~7\mu m$，一边较扁平，一边较隆起。细胞核位近中央，呈紫红色，胞质呈蓝色。

3. 技术操作

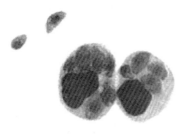

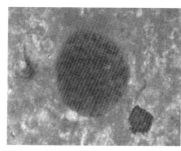

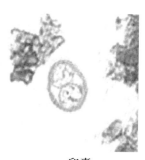

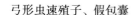

弓形虫速殖子、假包囊　　　　　　　包囊　　　　　　　　　卵囊

图 4-6-1　刚地弓形虫各期形态

（1）弓形虫染色试验：染色试验（dye test，DT）是比较独特的免疫反应，是目前诊断弓形虫病较好的方法，已广泛用于该病的临床诊断和流行病学调查。

1）原理：新鲜弓形虫速殖子和正常血清混合，在 37℃作用 1h 或室温数小时后，大部分弓形虫失去原来的新月形，而变为圆形或椭圆形，用碱性美蓝染色时着色很深。但新鲜弓形虫和免疫血清混合时，虫体仍保持原有形态，用碱性美蓝染色时，着色很浅或不着色。其原因可能是由于弓形虫受到特异性抗体和辅助因子协同作用后，虫体细胞变性，结果虫体对碱性美蓝不易着色。

2）材料和试剂：弓形虫速殖子，碱性美蓝溶液。

3）方法：将待检血清用生理盐水倍比稀释，每孔 0.1ml，加上述稀释的弓形虫速殖子 0.1ml，置 37℃水浴 1h，加碱性美蓝溶液 0.02ml/孔，37℃水浴 15min，每孔加聚悬液 1 滴于载玻片上，加盖玻片，高倍显微镜检查，计数 100 个弓形虫速殖子，统计着色和不着色速殖子比例数。

4）结果判定：以能使 50% 弓形虫不着色的血清最高稀释度为该血清染色试验阳性效价。阳性血清稀释度 1∶8 为隐性感染；1∶256 为活动性感染；1∶1024 为急性感染。

（2）腹腔液直接涂片法：将感染鼠麻醉，抽取腹腔液涂片，或做离心沉淀后，吸取沉渣涂片，用甲醇固定，瑞氏或姬氏染色镜检。查找滋养体或包囊。

【作业】

用彩色铅笔绘制弓形虫速殖子图。

【思考题】

比较几种弓形虫病原学检查方法的优缺点。

三、肺孢子虫

【目的】

1. 掌握肺孢子虫的滋养本和包囊的形态特征。

2. 熟悉肺孢子虫的病原学检查方法。

【实验内容】

1. 观察标本

包囊经姬氏染色标本（油镜观察）：包囊呈球形，直径为 5～8μm，略小于红细胞，囊壁不着色，透明似晕圈状或环状，成熟包囊内含有 8 个香蕉形囊内小体，各有 1 个核。囊内小体的胞质为浅蓝色，核为紫红色。内有 8 个新月状子孢子（图 4 - 6 - 2）。

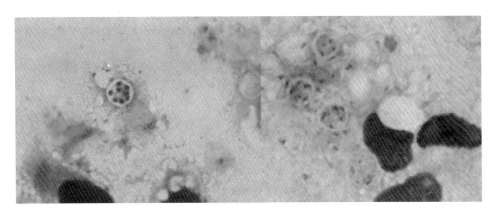

图 4 - 6 - 2　肺孢子虫包囊

2. 技术操作

包囊检查方法（改良银染色法）：取一小块肺组织做涂片，自然干燥后甲醇固定，用改良银染色法进行染色。步骤如下：①将肺侧是涂片置于 5％铬酸，氧化 15min，温度为 20℃。氧化后的标本均用流水冲洗数秒；②1％亚硫酸氢钠经 1min，自来水冲洗后，蒸馏水洗涤 3～4 次；③放入四铵银工作液内，并在 60℃孵育约 90min，至标本转至黄褐色为止。流水、蒸馏水各洗 5min；④0.1％氯化金 2～5min，蒸馏水洗 4～5 次；⑤2％硫代硫酸钠 5min，流水至少洗 10min；⑥亮缘复染 45s；⑦95％、99％、100％乙醇逐级脱水；⑧二甲苯透明 3 次，树胶封片。油镜下观察染色结果显示：卡氏肺孢子虫包囊呈圆形、卵圆形或不规则的多角形；囊壁为淡褐色或深褐色；红细胞为淡黄色，其余背景呈淡绿色。

【作业】

绘制肺孢子虫包囊彩图。

【思考题】

1. 卡氏肺孢子虫感染有哪些危害？如何预防？

2. 肺孢子虫的病原学检查可取的标本有哪些？

（张思英）

附录一 微生物学实验室常用仪器的使用

一、高压蒸气灭菌器

（一）构造

高压蒸气灭菌器有直立式、横卧式和手提式三种。以手提式为例，它由内锅、外锅和锅盖组成。内外锅都是一个双层的金属圆筒，两层之间盛水，外层坚固厚实，其上方有金属厚盖，盖旁附有螺旋，借以紧密盖门，使蒸气不能外溢，因而蒸气压力升高，筒内的温度随着亦相应地增高。高压蒸气灭菌器盖上装有排气阀门、安全活塞，以调节蒸气压力；有温度计及压力表，以表示内部的温度和压力。灭菌器内装有带孔的金属搁板，用以放置要灭菌物体。

（二）用法

1. 加水至外筒内达规定的水平面，被灭菌物品放入内筒。盖上灭菌器盖，把锅盖按对称的螺旋先后对称用力（切勿单个依次）拧紧，使之密闭。

2. 接通电源，同时打开排气阀门，排净其中冷空气，否则压力表上所示压力并非全部是蒸气压力，灭菌将不完全。待冷空气全部排出后（即水蒸气从排气阀中连续排出，并发出哨音时）关闭排气阀。

3. 继续加热，待压力渐渐升至所需压力时（一般是 103.4kPa，即 15 磅/平方英寸，温度为 121.3℃）调解热源，保持压力和温度（注意压力不要过大），维持 15～30min。

4. 灭菌时间到达后，停止加热，待压力降至零时，慢慢打开排气阀，排除余气，开盖取物，切不可在压力尚未降低为零时突然打开排气阀门，以免灭菌器中液体喷出。

（三）注意事项

1. 检查排气活塞及安全阀门，特别是压力表的性能是否正常，以免发生危险。

2. 灭菌物品不应放置过挤，妨碍蒸气流通，影响灭菌效果。

3. 灭菌开始时必须将器内冷空气完全排除，否则压力表上所示压力并非全部是蒸气压力，灭菌将不彻底。

4. 灭菌过程中及灭菌完毕，切不可突然打开排气阀门放气减压，以免瓶内液体冲出或外溢。

5. 欲检查器内压力与温度是否符合，可将硫磺装入试管中和物品一起灭菌，灭菌完毕取出观察，如硫磺已溶化，说明器内温度已达于 121℃。

（四）用途

高压蒸气灭菌法为湿热灭菌法，湿热灭菌法优点有三点：①湿热灭菌时菌体蛋白容易变性；②湿热穿透力强；③蒸气变成水时可放出大量潜热增强杀菌效果，因此，它是效果最好的灭菌方法，凡耐高温和潮湿的物品，如培养基、生理盐水、衣服、纱布、棉花、敷料、玻璃器材、传染性污物等都可应用本法灭菌。

目前已出现全自动电热高压蒸气灭菌器，操作简单，使用安全。

二、电热干烤箱

干烤箱的原理和使用方法与温箱基本相同，主要用于玻璃器皿的灭菌。因其所用温度（达 160～170℃）使用时要特别注意以下几点：

1. 使用前必须注意所用电源电压是否与所规定的电压相符，并将电源插座接地极按规定有效接地。

2. 在通电使用时，切忌用手触及箱左侧空间的电器部分或用湿布揩抹及用水冲洗，检修时应将电源切断。

3. 放置箱内物品切勿过挤，必须留出空气自然对流的空间，使潮湿空气能在风顶上加速逸出，以保证灭菌效果。

4. 干燥箱无防爆装置，切勿放入易燃物品。

5. 每次使用完毕后，须将电源全部切断，等温度降低至 60℃ 以下，方可开门取物。当箱内温度较高时，严禁打开箱门，否则极易引起火灾及烫伤。

三、恒温培养箱

恒温培养箱简称温箱，是微生物实验中不可缺少的设备，主要用于细菌培养及一些恒温试验。

（一）使用方法

1. 当试验物品放入培养箱后，将玻璃门与外门关上，并将箱顶上风顶活门适当旋开。

2. 在未通电加热前，必须先加水，加至浮标指示"止水"为止。为节约用电和减少加热时间，可加入较需用温度高 4℃ 的温水。

3. 接通电源，开启电源开关。

4. 旋转设定所需温度值。

（二）注意事项

1. 用前必须注意所用电源电压是否与所规定的电压相符，并将电源插座接地或按规定进行有效接地。

2. 在通电使用时，切忌用手触及箱左侧空间的电器部分或用湿布揩抹及用水冲洗。

3. 试验物放置在箱内不宜过挤，使空气流动畅通，保持箱内受热均匀，在试验时应将风顶活门适当旋开，以利调节箱内温度。

4. 每次使用完毕后，须将电源切断，经常保持箱内外清洁和水箱内水的清洁。

5. 应经常注意水箱内水的水位，浮标示牌下降至"起水"位置时即应加水，切记勿断水。

四、冰箱

微生物实验中使用的冰箱有普通冰箱和超低温冰箱，主要用于保存菌种、培养基及试剂，使用方法和家用冰箱相同但需注意以下几点：

1. 使用前查看冰箱所需电压与供应电压是否一致，尤其是超低温冰箱，必要时配置变压器。

2. 冰箱应放置在干燥阴凉处，四周要与墙壁保持适当距离，远离热源。

3. 普通冰箱冷藏室温度不宜过低，一般 5～10℃，以免试剂及培养基结冰。

4. 冰箱开启时应尽量短暂，温度过高的物品不能放入冰箱中，从超低值冰箱中取物品时必须戴厚手套。

5. 冰箱内应保持清洁干燥，需定时除霜清洁，如有真菌生长，需用甲醛熏蒸。

五、离心机

微生物实验中常用的离心机主要有普通离心机、低温高速离心机和超速离心机。用于沉淀细菌、分离血清和其他比重不同的材料。这里仅介绍普通离心机。

（一）用法

1. 将盛有离心物品的离心管放入离心机金属套管内，在天平上配平。

2. 将离心管及其套管按对称位置放入离心机转盘中，将盖盖好。

3. 打开开关，缓慢调至所需转速，维持一定时间。

4. 到达一定时间后缓慢使速度下降，然后关闭。

5. 离心机转盘静止后，方可开盖取离心管。

（二）注意事项

1. 物品离心前一定要配平，为防止离心管在离心过程中破裂，可在离心管与套管间垫上棉花。

2. 离心过程中如发现离心机有杂音或金属音，应立即关闭开关，并仔细检查原因。

3. 启动和关闭离心机时，速度变化不宜过快，应慢慢转动速度调节器，转动盘未停止时，禁止打开离心机。

4. 如带菌物品离心时破裂，应立即消毒后方可再用。

附录二 动物实验技术

一、小白鼠腹腔接种

1. 用无菌注射器以无菌操作法吸取比使用量稍多的产气荚膜梭菌菌液,排出气泡(将注射器针头朝下,使气泡上升,在针头上裹以消毒棉球,然后轻轻将气泡推开)。

2. 右手轻拖小白鼠尾,使其爬行于粗糙面上,迅速以左手拇指和食指抓紧小白鼠耳颈部皮肤,以无名指及小指将尾巴按在手掌上,使其腹部向上,用碘酒消毒腹部皮肤。

3. 使小白鼠头部略向下垂,右手持已吸好菌液的注射器,由腹股沟皮下刺穿皮肤,再沿腹壁下部刺入,抽吸注射器,如无回血或尿液,即可进行注射,注入菌液 0.5ml 后将针头退出,用酒精棉球消毒针刺部位。

4. 将小白鼠标记后放回鼠笼,5min 后取出,断颈处死,放入密封玻璃容器,置 37℃孵育 5～8min,观察结果。

5. 接种后先观察小白鼠外形有无异常变化,然后解剖,进行病原学和病理学检查。

6. 将小白鼠腹部朝上,用大头针固定于铺有纸张的解剖板上,用消毒剂消毒腹部及四肢皮肤。

7. 用无菌镊子提起耻骨部皮肤,用剪刀在其上剪开,然后由小口中将剪刀头部伸入,将皮肤分离,并沿正中线将皮肤剪开到颈部,再将皮肤向两侧剥离,使整个胸腹部暴露出来,仔细观察皮下组织及淋巴结有无病理变化。

8. 更换镊剪,将两侧肋骨沿锁骨中线分别向上剪开,将胸骨翻向头部,检查胸腔各脏器有无病变,并取心血、心、肺组织做培养及涂片检查。

9. 再换无菌镊剪,自耻骨沿正中线向横膈处剪开腹肌,并在两侧做直角切口,观察腹腔各脏器有无肉眼可见病变,将肝、肾、脾取出,供压片或涂片染色检查。如腹腔渗出液较多,应吸取做培养和涂片检查。

10. 解剖完毕,将动物尸体用厚纸包好焚毁或高压灭菌后掩埋。解剖用具、隔离衣、帽、口罩等必须消毒处理。实验台应用消毒液消毒。

11. 结果 培养后小白鼠腹部肿胀、发黑,解剖后可见各脏器肿胀,并有许多气泡,尤以肝为甚,取腹腔渗出液涂片分别做革兰氏染色和荚膜染色,可见有荚膜的革兰氏阳性梭菌。

二、动物采血

(一)小白鼠、大白鼠尾部采血

1. 将动物放入固定盒内,抽出鼠尾。

2. 用酒精或二甲苯反复擦拭尾部,使血管扩张。

3. 用无菌剪刀将尾部尖端剪断,即有血液流出,用无菌试管接取或用血红蛋白吸管吸取。

(二)家兔心脏采血及血清制备

1. 将家兔仰卧固定或请助手左手握住双耳及前肢，右手握住后肢，两手略拉紧按在台上，使家兔不能活动。

2. 采血者以拇指在动物胸骨剑突上一横指正中线偏左侧的位置，触摸心脏的跳动，在感觉明显部位去毛，用碘酒、乙醇消毒局部皮肤，左手其他四指按贴在动物胸部右侧，右手持注射器，在心脏跳动最明显部位，于胸壁垂直刺入，再以左手轻拉针芯抽取血液，若无血液抽出，则表示针头不在心脏内或已穿过心脏，此时应将针头适当向前和向后调整。

3. 将抽出的血液立即注入无菌小三角烧瓶，室温凝固后置 37℃ 30min，然后置 4℃ 冰箱静置 3～4h，分离血清，加入等量甘油或 1/10000 叠氮钠，储存低温冰箱备用。

三、常用的动物接种方法

1. 皮内接种法　应选择白色动物或动物的白毛处（以背部皮肤为宜）。去毛消毒后，将皮肤绷紧，用 1ml 的注射器附以最小号的针头，平刺入皮肤，针尖向上，缓缓注入接种物，此时皮肤应出现小圆丘形隆起，否则表示不在皮内。

2. 皮下接种法　多选择腹股沟、腹壁中线或背部注射。局部去毛消毒后，用手拇指和食指将局部皮肤提起，右手将注射针头刺入提起的皮肤下，将接种物缓缓注入，此时可见注射处皮肤有轻度隆起，迅速拔出针头，并以酒精棉球按压片刻，防止注射物外溢。

3. 肌肉接种法　多选择腿部肌肉注射。一人抓住实验动物，局部去毛消毒后，另一人将针头刺入肌肉层内，缓缓将接种物注入。

4. 静脉接种法　不同动物选择不同部位静脉注射。一般家兔选择耳静脉；大白鼠、小白鼠选择尾静脉。注射时先将动物固定，然后用手指轻弹或以乙醇反复涂擦静脉所在部位，使静脉隆起，以小号针头刺入血管，缓缓推入注射物。在注入时，可见血管颜色变白，如果局部发现有隆起或注射物不易注入时，则表示针头未进入血管，应重新注射。

四、实验动物的选择

1. 根据实验需要选择最敏感动物作为实验对象。如：鉴定葡萄糖球菌引起的食物中毒，应选择幼猫作为接种动物。

2. 根据不同要求选择合适的接种途径。如：观察破伤风痉挛毒素的作用，应选小鼠肌肉接种法。

3. 为减少个体差异，还应注意个体选择。一般实验选择成年动物，动物体重尽可能一致，如无特殊要求，实验动物的性别应先选雄性动物或雄雌各半，且动物要健康。雌性动物怀孕及授哺期不宜采用。

4. 根据实验研究不同精确程度要求，选择标准化实验动物。标准化实验动物是指按遗传控制方法和微生物控制标准培育而成的动物。按遗传学控制原理可分为近交系、远交系、突交系、杂交一代等；按微生物学控制原理可分为无菌动物、悉生动物、无特定病原体动物、普通动物等。